Trainingsprogramm zur Prävention von Depressionen bei Jugendlichen

Patrick Pössel
Martin Hautzinger

Trainingsprogramm zur Prävention von Depressionen bei Jugendlichen

LARS & LISA: Lust an realistischer Sicht
und Leichtigkeit im sozialen Alltag

2., überarbeitete Auflage

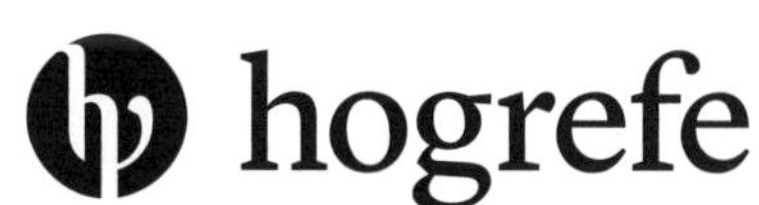

Prof. Dr. Patrick Pössel, geb. 1969. 1990–1995 Studium der Psychologie in Gießen. 1995–2001 Mitarbeiter in einer psychologischen Praxis in Frankfurt am Main. 1999 Promotion. 1999–2001 Post-Doktorand an der Universität Tübingen. 2002 Approbation zum Psychologischen Psychotherapeuten. 2001–2007 Wissenschaftlicher Assistent in der Abteilung Klinische und Physiologische Psychologie der Universität Tübingen. 2004 Habilitation. 2005–2007 Visiting Assistant Professor am Department of Psychology and Human Development an der Vanderbilt University, USA. 2007–2010 Assistant Professor, 2010–2015 Associate Professor und seit 2015 Full Professor am Department of Educational and Counseling Psychology an der University of Louisville, KY, USA. Seit 2018 Director of the Cardinal Success Program, Department of Educational and Counseling Psychology, University of Louisville, KY, USA. Arbeits- und Forschungsschwerpunkte: Prävention, Gemeinsame Ursachen von körperlichen und psychischen Erkrankungen.

Prof. Dr. Martin Hautzinger, geb. 1950. 1971–1976 Studium der Psychologie in Bochum und Berlin. 1980 Promotion. 1981–1983 Assistant Professor am Department of Psychology der University of Oregon, Eugene, USA. 1984–1989 Hochschulassistent für Klinische und Differentielle Psychologie an der Universität Konstanz. 1987 Habilitation. 1990–1996 Professor für Klinische Psychologie am Psychologischen Institut der Universität Mainz. 1996–2019 Ordinarius für Psychologie und Leiter der Abteilung Klinische Psychologie und Psychotherapie am Psychologischen Institut der Eberhard Karls Universität Tübingen sowie Leiter der Psychotherapeutischen Hochschulambulanz. Seit 2019 Seniorprofessor für Klinische Psychologie und Psychotherapie an der Universität Tübingen. Seit Oktober 2016 Geschäftsführer der Tübinger Akademie für Kinder- und Jugendlichen-Psychotherapie (TAKT). Arbeits- und Forschungsschwerpunkte: Affektive Störungen und Psychotherapieforschung.

Bibliografische Information der Deutschen Nationalbibliothek
Die Deutsche Nationalbibliothek verzeichnet diese Publikation in der Deutschen Nationalbibliografie; detaillierte bibliografische Daten sind im Internet über http://dnb.dnb.de abrufbar.

Hogrefe Verlag GmbH & Co. KG
Merkelstraße 3
37085 Göttingen
Deutschland
Tel. +49 551 999 50 0
Fax +49 551 999 50 111
info@hogrefe.de
www.hogrefe.de

Illustrationen: Klaus Gehrmann, Freiburg; www.klausgehrmann.net
Satz: Sina-Franziska Mollenhauer, Hogrefe Verlag GmbH & Co. KG, Göttingen
Druck: mediaprint solutions GmbH, Paderborn
Printed in Germany
Auf säurefreiem Papier gedruckt

2., überarbeitete Auflage 2022

(E-Book-ISBN [PDF] 978-3-8409-2963-2; E-Book-ISBN [EPUB] 978-3-8444-2963-3)
ISBN 978-3-8017-2963-9
https://doi.org/10.1026/02963-000

Vorwort

In einer Zeit, in der die Wahlmöglichkeiten, aber auch die Ansprüche und der Druck auf die Einzelne und den Einzelnen steigen, nehmen auch die Belastungen zu. Hiervon besonders betroffen sind die Heranwachsenden in unserer Gesellschaft. Neben den schon immer oder länger existierenden Aufgaben dieser Lebensphase (z.B. Aufbau von tragfähigen Sozialbeziehungen, Berufswahl), kommen steigende Anforderungen in der Berufswelt bei gleichzeitig schlechter werdenden Berufs- und Zukunftsaussichten hinzu. Um diesen Anforderungen gerecht zu werden, ist eine Vielzahl an Kompetenzen gefordert. Das vorliegende überarbeitete Trainingsprogramm LARS & LISA wurde von uns über die letzten 20 Jahre entwickelt, evaluiert und basierend auf unseren Erfahrungen mit seiner Anwendung und den Forschungsergebnissen weiterentwickelt, um Jugendlichen solche Kompetenzen zu vermitteln. Unser primäres Ziel ist es, ebenjene Fertigkeiten zu fördern, die eine möglichst breite Wirkung entfalten und in den unterschiedlichsten Lebensbereichen zur Krisenbewältigung nützlich sind. Basierend auf dem Modell der sozialen Informationsverarbeitung geht es um die Förderung funktionaler Kognitionen, Problemlösefertigkeiten und sozialer Kompetenzen.

Seit der Entwicklung der 1. Auflage des Trainingsprogramms haben wir zahlreiche Erfahrungen und empirische Belege für die Wirksamkeit von LARS & LISA, sowohl im Hinblick auf depressives als auch aggressives Verhalten, verschiedene Klassenstufen, Schultypen und sogar die Anwendung in den USA, sammeln können. Diese Erfahrungen sowie auch die Rückmeldungen der Teilnehmenden sind in die Überarbeitung der vorliegenden 2. Auflage eingeflossen. In unserer Arbeit mit sozial schwachen und schwarzen amerikanischen Jugendlichen hat sich die überragende Bedeutung von Vertrauen und Rollenmodellen gezeigt. Da die Arbeit mit Jugendlichen von diesen beiden Elementen grundsätzlich profitieren kann, ist nun vorgesehen, dass sich die Trainerinnen bzw. Trainer stärker in die Gruppe integrieren, indem sie aktiv an vielen Aktivitäten teilnehmen und ihre eigenen Erfahrungen und angemessene persönliche Beispiele (z.B. eigene Ziele) einbringen. Weiterhin haben das Herstellen des Alltagsbezugs und die Anwendung des vermittelten Wissens im Alltag der Jugendlichen ein größeres Gewicht bekommen.

In einigen Modulen haben wir neue Inhalte mit aufgenommen. Da die Jugendlichen in unseren Studien wiederholt argumentiert haben, dass ihre Runterzieher durchaus die Realität widerspiegeln können, haben wir in der 5. Sitzung eine Übung integriert, in der die Evidenz für und gegen Runterzieher aufgelistet und diskutiert wird. Umfangreichere Änderungen haben wir in den Sitzungen zum Thema *Just do it!* vorgenommen. Zum einen haben wir passiv-aggressives Verhalten als vierten Verhaltenstyp neben selbstsicherem, unsicherem und aggressivem Verhalten ergänzt, da dieses sehr häufig vorkommt, aber in therapeutischen Programmen in der Regel nicht behandelt wird. Zum anderen wurde das Thema der Perspektivenübernahme aufgenommen: In einer Gruppendiskussion wird erarbeitet, welche Vorteile es hat, in einer sozialen Interaktion die Perspektive des Gegenübers einzunehmen und zu berücksichtigen. Darüber hinaus wurde im Vergleich zur 1. Auflage die Erarbeitung der kurz- und langfristigen Vor- und Nachteile aller vier Verhaltenstypen ausführlicher gestaltet, um diese besser zu verstehen. Da wir von Jugendlichen die Rückmeldung erhalten haben, dass selbstsicheres Verhalten nicht immer die beste Option für das eigene Wohlergehen darstellt (z.B. wenn schwarze Jugendliche mit der Polizei in Kontakt kommen), sollen nun auch Nachteile von selbstsicherem Verhalten gesammelt und von Seiten der Trainerinnen bzw. Trainer stärker anerkannt werden. Dieses Vorgehen kann dazu beitragen, Widerstände bei Jugendlichen gegenüber diesem Verhaltenstyp zu reduzieren. Die sicherlich auffallendste Veränderung betrifft die Neugestaltung der Illustrationen von Lars und Lisa. Zudem liegen die Inhalte der Arbeitsblätter nun zusätzlich als Präsentation in einer PowerPoint-Datei vor.

Selbstverständlich sind Entwicklung und Evaluation eines Programms wie LARS & LISA nur in Teamarbeit und mit Unterstützung vieler Organisationen und Einzelpersonen möglich. So möchten wir uns bei den studentischen und lizensierten Trainerinnen und Trainern bedanken, die das Trainingsprogramm unermüdlich umgesetzt haben. Mehrere Diplomanden und Diplomandinnen, Masterstudierende, Doktoranden und Doktorandinnen haben sich durch ihren unschätzbaren Einsatz nicht nur qualifiziert, sondern auch um das Programm in der jetzigen Form verdient gemacht. Die notwendigen finanziellen Mittel stellte die Deutsche Forschungsgemeinschaft (DFG) im Rahmen des Graduiertenkollegs „Lebensstile, soziale Differenzen und Gesundheitsförderung“ zur Verfügung, zwei anschließende Förderungen fanden im Normalverfahren (DFG) sowie durch das Bundesministerium für Bildung und Forschung statt. Weiterhin wäre die Evaluation nicht ohne die Genehmigung des Oberschulamtes Tübingen, des Kultusministeriums Baden-Württemberg und verschiedener Schulbehörden in den USA sowie die Unterstützung der beteiligten Schulen, Lehrer und Eltern in Deutschland und den USA möglich gewesen. Aber den größten Dank schulden wir den vielen Hundert Schülerinnen und Schülern, die an den Evaluationsstudien teilgenommen und uns intensives Feedback gegeben haben. Nur mit ihrer Hilfe hat LARS & LISA die Form angenommen, die wir Ihnen als Benutzerinnen und Benutzern heute präsentieren können.

Wir wünschen allen Anwendern viel Spaß und Erfolg bei der Durchführung von LARS & LISA.

Louisville und Tübingen, Oktober 2021

Patrick Pössel und
Martin Hautzinger

Inhaltsverzeichnis

Kapitel 1
Einführung

Depressive Störungen werden zunehmend eine Belastung für das Funktionieren unserer Gesellschaft. Nach einem Bericht der World Health Organization (2017) steht Depression inzwischen an erster Stelle aller Ursachen gesundheitlicher Beeinträchtigung mit etwa 322 Millionen erkrankten Menschen weltweit. Dadurch wachsen die Gesundheitsausgaben in eine Höhe, die selbst für wohlhabende Gesellschaften kaum mehr finanzierbar ist. So verursachten Depressionen im Jahr 2015 allein in Deutschland Kosten von etwa 8.7 Milliarden Euro (Statistisches Bundesamt, 2020).

Depression stellt nicht nur bei Erwachsenen, sondern auch bei Jugendlichen ein großes Problem dar. So leiden nach epidemiologischen Studien heute mehr als 20 % der Kinder und Jugendlichen bis zur Vollendung des 18. Lebensjahres unter depressiven Symptomen oder sogar einer klinischen Depression (Bertha & Balázs, 2013; Kessler, Petukhova, Sampson, Zaslavsky & Wittchen, 2012; vgl. Kapitel 2.2 für ausführlichere Daten zur Prävalenz). Weiterhin geht Depression bei Jugendlichen mit anderen psychischen Erkrankungen und psychosozialen Beeinträchtigungen (Hasin et al., 2018), wie Substanzmissbrauch (Ranney et al., 2013; Snyder & Smith, 2015), Suizidversuche (Nanayakkara, Misch, Chang & Henry, 2013), Schulschwierigkeiten und aggressivem Verhalten (Ranney et al., 2013), einher.

Aus den vorliegenden Daten wird der Bedarf nach einem effektiven Programm zur Prävention von Depressionen bei Jugendlichen ersichtlich. Mit dem vorliegenden Manual liegt ein gut evaluiertes und in der Praxis bewährtes Programm zur Depressionsprävention bei Jugendlichen ohne zielgruppenspezifische Einschränkungen *(universelle Prävention*[1]*)* vor, das über altersgerechte Materialien, Darstellungen und Übungen verfügt, die gut erlernbar und leicht anwendbar sind.

Die Adoleszenz bringt vielfältige Herausforderungen mit sich. Einige der wichtigsten Entwicklungsaufgaben, die von allen Jugendlichen bewältigt werden müssen, sind dabei die Reorganisation oder Neudefinition sozialer Beziehungen, das Einüben sozialer Verhaltensweisen und der sozialen Selbstdarstellung, die Auseinandersetzung mit der eigenen Person und die Entwicklung von Zielperspektiven, wie beispielsweise Berufsperspektiven (vgl. Fend, 2001, S. 415 ff.). Durch seinen Ansatz kann LARS & LISA mit allen Jugendlichen im Alter zwischen ca. 12 und 16 Jahren durchgeführt werden. Evaluiert und erfolgreich angewendet wurde das Programm bisher in den Klassenstufen 7 bis 9 in verschiedenen Schultypen in Deutschland und den USA.

Voraussetzung für eine erfolgreiche Durchführung von LARS & LISA ist ein gewisses kognitives Entwicklungsalter, das den Jugendlichen erlaubt, den theoretischen Grundlagen im kognitiven Teil zu folgen und mit Unterstützung der Trainerinnen bzw. Trainer von den Beispielen zu abstrahieren bzw. den Bezug zur eigenen Person herzustellen. Diese Voraussetzungen sind nicht an eine bestimmte Klassenstufe, einen Schultyp oder ein bestimmtes Alter der Jugendlichen gebunden, vielmehr zeigen sich diese entwicklungsbedingten Unterschiede sogar innerhalb der Klassen.

Prinzipiell sollte LARS & LISA, wie andere Gruppenprogramme auch, von zwei Trainerinnen bzw. Trainern pro Gruppe durchgeführt werden. Ein solches Vorgehen macht es einerseits möglich, dass sich eine Trainerin oder ein Trainer auf die Inhalte des Programms konzentrieren, während die oder der andere auf die Einhaltung der Verhaltensregeln und Vereinbarungen achten kann. Andererseits wird dadurch auch die wichtige Arbeit in Kleingruppen ermöglicht.

---

1 *Universelle Prävention* richtet sich an die Gesamtheit einer Bevölkerungsgruppe, unabhängig von dem Risiko der einzelnen Personen, z. B. eine depressive Störung zu entwickeln.

Obwohl LARS & LISA bisher ausschließlich im schulischen Kontext evaluiert wurde, sind Adaptationen für eine Durchführung in anderen Gruppenkonstellationen und unter verschiedenen Bedingungen möglich. So ist beispielsweise ein Einsatz in Beratungsstellen, Jugendzentren, Jugendfreizeiten, Heimen oder Tageskliniken denkbar.

Als vorteilhaft hat sich die Arbeit in geschlechtshomogenen Gruppen erwiesen, was sich wahrscheinlich darauf zurückführen lässt, dass der normalerweise in dieser Altersgruppe gewichtige Druck zur positiven Selbstdarstellung vor dem anderen Geschlecht entfällt und so auch persönliche Anliegen von den Jugendlichen leichter thematisiert werden können. Entsprechend empfehlen wir, dieses Vorgehen beizubehalten.

Arbeitet man mit Schulklassen, können bei der Aufteilung in zwei geschlechtshomogene Gruppen sich je nach Geschlechterverteilung der Klasse unterschiedliche Gruppengrößen ergeben. Wir haben erfolgreich mit Gruppen von bis zu 24 Teilnehmenden gearbeitet. Dennoch sind unseres Erachtens kleinere Gruppen zwischen ca. 12 bis 16 Jugendlichen empfehlenswert, da mit diesen die praktischen Übungen leichter durchgeführt werden können. Wir haben LARS & LISA sogar in noch deutlich kleineren Gruppen von bis zu zwei Jugendlichen und nur einer Trainerin bzw. einem Trainer erfolgreich angewendet.

Die vorliegende Version von LARS & LISA umfasst insgesamt 10 Sitzungen und erstreckt sich damit bei einer Sitzung pro Woche auf einen Durchführungszeitraum von 10 Wochen. Die Durchführungszeit orientiert sich an der in den meisten Schulen üblichen Stundenzeit von 45 Minuten, sodass sich die Inhalte jeder Sitzung in ca. 90 Minuten durchführen lassen. Darüber hinaus liegen aber reichlich Erfahrungen mit der Anpassung an andere Zeitpläne vor. So haben wir das Programm auch in 15 Sitzungen à 45 Minuten mit einer Frequenz von zwei Sitzungen pro Woche umgesetzt.

Für die Durchführung wird ein ausreichend großer Raum benötigt, der die Bildung eines Sitzkreises zulässt. Die Verfügbarkeit eines Computers mit einem Beamer für die Darbietung der Präsentationsfolien sollte nach Möglichkeit gegeben sein.

Wie die Forschung in den letzten 15 Jahren gezeigt hat, sind die Effekte von kognitiv-verhaltenstherapeutischen Programmen erheblich schlechter oder überhaupt nicht existent, wenn Lehrkräfte solche Programme durchführen (Harnett & Dadds, 2004; Merry, McDowell, Wild, Bir & Cunliffe, 2004; Wahl, Adelson, Patak, Pössel & Hautzinger, 2014). Entsprechend wichtig ist die berufliche Qualifikation der Trainerinnen und Trainer. Bis Daten zur Qualifikation anderer Berufsgruppen vorliegen, empfehlen wir daher, das Manual in erster Linie von Psychologinnen und Psychologen sowie Psychotherapeutinnen und -therapeuten mit der entsprechenden praktischen Erfahrung im Umgang mit Jugendlichen sowie guten Kenntnissen in den Bereichen „kognitiv-verhaltenstherapeutische Grundlagen" und „soziale Kompetenztrainings" durchzuführen. Dieses Manual kann nur die wichtigsten Punkte zur notwendigen Qualifikation und zum Verhalten der Trainerinnen und Trainer darstellen (vgl. Kapitel 4.7). Auf jeden Fall ist unabdingbar, dass sich Trainerinnen und Trainer vor der Durchführung des Programms mit dem gesamten Manual ausführlich vertraut machen.

Kapitel 2
Theoretischer Hintergrund zu Depressionen im Jugendalter

2.1 Begriffsbestimmung und Symptomatik

Der Begriff *Depression* wird mit unterschiedlichen Bedeutungszuschreibungen verwendet. Im allgemeinen Sprachgebrauch wird mit dem Begriff *Depression* oft ein alltägliches Gefühl der Traurigkeit bezeichnet. In der wissenschaftlichen Literatur hingegen werden mit diesem Begriff pathologische Veränderungen verbunden, deren Charakteristika die Beeinträchtigung der Gefühls- und Stimmungslage sowie des inneren Erlebens einer Person sind. Im Rahmen der klinischen Diagnostik und Klassifikation lassen sich die Beschreibungsebenen *Symptom, Syndrom* und *Diagnose* unterscheiden (Groen & Petermann, 2011).

Auf der *Symptomebene* wird unter Depression ein Gefühl der Traurigkeit, Niedergeschlagenheit oder Unlust verstanden, wobei die Ausprägung dieses Gefühls weit über die Traurigkeit im allgemeinen Sprachgebrauch hinausgeht. Dies zeigt sich auch auf der *Syndromebene*. Hier umfasst der Begriff *Depression* neben den genannten emotionalen Symptomen u. a. (a) körperliche Symptome, wie Gewichtsverlust bzw. verminderten oder gesteigerten Appetit, Schlaflosigkeit oder vermehrten Schlaf sowie psychomotorische Unruhe oder Verlangsamung, sowie (b) kognitive Symptome, wie Gefühle der Wertlosigkeit oder übermäßige bzw. unangemessene Schuldgefühle, verminderte Denk- und Konzentrationsfähigkeit sowie Gedanken an den Tod (American Psychiatric Association [APA], 2013).

Auf der *Diagnoseebene* schließlich werden unter dem Begriff *Depression* verschiedene Symptome bzw. Syndrome integriert. Hierbei bezeichnet der Begriff eine Reihe von Störungsbildern mit übereinstimmenden Kernsymptomen, aber Abweichungen insbesondere in Bezug auf den Schweregrad und die Dauer der Symptome. Um Diagnosen zu vereinheitlichen und damit Entscheidungen verschiedener Diagnostiker vergleichbarer zu machen, wurden zwei Klassifikationssysteme geschaffen, die heute beide internationale Verbreitung gefunden haben. Hierbei handelt es sich um die im Rahmen der *International Classification of Diseases* (ICD) von der World Health Organization (WHO) entwickelte *International Classification of Mental and Behavioural Disorders*[2] und das von der American Psychiatric Association entworfene *Diagnostic and Statistical Manual of Mental Disorders* (DSM-5; APA, 2013).

Beide Klassifikationssysteme erlauben die Diagnose depressiver Störungen anhand weitgehend deckungsgleicher Kriterien. Eine Übersicht über die Bezeichnungen der phasisch bzw. episodisch verlaufenden und überdauernden depressiven Störungen nach ICD-10 und DSM-5 gibt Tabelle 1. Auf diese Störungsbilder wird im Folgenden näher eingegangen werden.

Auf eine ausführliche Darstellung der diagnostischen Kriterien aller in Tabelle 1 genannten Störungsbilder soll in diesem Kapitel verzichtet werden. Stattdessen werden zur Veranschaulichung die Beschreibungen der jeweils korrespondierenden Störungsbilder nach ICD-10 und DSM-5 kurz gegeben und Unterschiede herausgearbeitet. Abschließend wird auf Besonderheiten der Diagnosestellung bei Jugendlichen eingegangen.

2 In der derzeit noch gültigen Fassung ICD-10 sind die psychischen Störungen in Kapitel V (F) beschrieben (WHO/Dilling et al., 2016). Die ICD-10 wird perspektivisch durch die Nachfolgeversion ICD-11 abgelöst werden; die psychischen Störungen werden hier in Kapitel 06 aufgeführt (vgl. z. B. https://icd.who.int/browse11). Auf die damit einhergehenden Änderungen wird in diesem Kapitel neben der Darstellung der Störungsbilder nach ICD-10 kurz eingegangen werden.

Tabelle 1: Episodische depressive Störungen und anhaltende depressive Verstimmung nach ICD-10 und DSM-5

	ICD-10 (diagnostische Codierung)	DSM-5
Episodisch verlaufende depressive Störungen	• depressive Episode (F32) • rezidivierende depressive Störung (F33)	Major Depression: • einzelne Episode • rezidivierend
Anhaltende depressive Verstimmung	anhaltende affektive Störung: Dysthymia (F34.1)	Persistierende Depressive Störung (Dysthymie)

2.1.1 Episodisch verlaufende depressive Störungen

In beiden Kategoriensystemen werden Kern- und Nebenkriterien unterschieden. So werden in der ICD-10 folgende drei Kernsymptome einer *depressiven Episode* (F32) genannt, von denen mindestens zwei vorliegen müssen, um eine Diagnose stellen zu können (WHO/Dilling et al., 2016)[3]:

1. Depressive Stimmung, in einem für die Betroffenen deutlich ungewöhnlichen Ausmaß, die meiste Zeit des Tages, fast jeden Tag, im Wesentlichen unbeeinflusst von den Umständen und mindestens zwei Wochen anhaltend,
2. Interessen- oder Freudeverlust an Aktivitäten, die normalerweise angenehm waren,
3. verminderter Antrieb oder gesteigerte Ermüdbarkeit.

Darüber hinaus müssen mindestens zwei der folgenden Symptome (Nebenkriterien) für eine mittelgradige depressive Episode vorliegen:

1. Verlust des Selbstvertrauens oder des Selbstwertgefühls,
2. unbegründete Selbstvorwürfe oder ausgeprägte, unangemessene Schuldgefühle,
3. wiederkehrende Gedanken an den Tod oder an Suizid oder suizidales Verhalten,
4. Klagen über oder Nachweis eines verminderten Denk- oder Konzentrationsvermögens, Unschlüssigkeit oder Unentschlossenheit,
5. psychomotorische Agitiertheit oder Hemmung (subjektiv oder objektiv),
6. Schlafstörungen jeder Art,
7. Appetitverlust oder gesteigerter Appetit mit entsprechender Gewichtsveränderung.

Die Gesamtzahl der vorliegenden Symptome bestimmt den Schweregrad (leicht, mittelgradig oder schwer).

3 Abdruck der Kriterien erfolgt aus WHO/Dilling et al., 2016.

Die ICD-11 definiert nur noch zwei Kernsymptome (affektive Symptome: fast tägliche depressive Stimmung und Interessensverlust an Aktivitäten für mindestens zwei Wochen), von denen mindestens eines erfüllt sein muss. Gemeinsam mit den Nebensymptomen (unterteilt in kognitive und Verhaltenssymptome vs. neurovegetative Symptome) sind mindestens fünf Symptome für die Diagnose einer depressiven Episode erforderlich.

Für die Diagnose einer *rezidivierenden depressiven Störung* (ICD-10: F33) müssen mindestens zwei depressive Episoden vorgelegen haben; die letzte Episode kann aktuell bestehen oder auch in der Vergangenheit liegen (gegenwärtig remittiert). Die Episoden müssen durch ein mindestens zweimonatiges symptomfreies Intervall (Remission) getrennt sein. Weiterhin darf in der Vorgeschichte keine manische, hypomane oder gemischte Episode vorgelegen haben, da es sich sonst um eine bipolare Störung handelt.

Die diagnostischen Kriterien für eine *Episode einer Major Depression* nach DSM-5 weichen von den Kriterien für eine depressive Episode nach ICD-10 nur insofern ab, als dass ein verminderter Antrieb oder eine gesteigerte Ermüdbarkeit im DSM-5 nicht zu den Kern-, sondern zu den Nebenkriterien gehört. Entsprechend ist das Auftreten von nur einem der beiden verbleibenden Kernsymptome (depressive Verstimmung für die meiste Zeit des Tages; vermindertes Interesse oder Freude an Aktivitäten) notwendig. Dafür müssen mindestens vier (und nicht wie in der ICD-10 zwei) der Nebenkriterien für die Vergabe einer Major-Depression-Diagnose erfüllt sein. Für die Diagnosevergabe nach DSM-5 wird ebenfalls angegeben, ob es sich um eine einzelne Episode oder um eine rezidivierende Störung handelt.

Mit dem Erscheinen der ICD-11 (siehe oben) werden die diagnostischen Kriterien für diese Störungsbilder in beiden Klassifikationssystemen übereinstimmen. Wie oben erwähnt, wird in der ICD-11 allerdings eine zusätzliche Unterteilung in affektive, kognitive und Verhaltens- sowie neurovegetative Symptome vorgenommen, die im DSM-5 nicht besteht.

2.1.2 Anhaltende depressive Verstimmung

Das wesentliche Kennzeichen für die Diagnose einer *anhaltenden affektiven Störung* (F34) ist nach ICD-10 eine mehrere Jahre andauernde, depressive Verstimmung, die niemals oder nur sehr selten ausgeprägt genug ist, um die Kriterien für eine rezidivierende depressive Störung zu erfüllen. Dabei wird die Unterdiagnose einer *Dysthymia* (F34.1) vergeben, wenn keine hypomanen Episoden vorkommen und mindestens drei von zehn aufgelisteten Symptomen während einiger Perioden der depressiven Verstimmung vorkommen (darunter verminderter Antrieb oder Aktivität, Konzentrationsschwierigkeiten, sozialer Rückzug und verminderte Gesprächigkeit).

Im DSM-5 sind die Diagnosekriterien für eine *Persistierende Depressive Störung (Dysthymie)* präziser. So muss die depressive Verstimmung über die meiste Zeit des Tages und an der Mehrzahl der Tage über mindestens zwei Jahre auftreten. Außerdem darf es keinen Zeitraum von mehr als zwei Monaten in Remission geben. Weiterhin müssen mindestens zwei von sechs Symptomen vorliegen (darunter Schlaflosigkeit oder übermäßiges Schlafbedürfnis, Energiemangel oder Erschöpfung, Gefühle der Hoffnungslosigkeit).

In der ICD-11 wird das Störungsbild der *Dysthymen Störung* („dysthymic disorder“) anhand desselben Kernmerkmals der depressiven Verstimmung definiert wie die *Persistierende Depressive Störung* nach DSM-5. Allerdings bleibt in der ICD-11 unklar, wie viele weitere depressive Symptome vorliegen müssen.

2.1.3 Besonderheiten bei Jugendlichen

Bei der *Diagnosestellung bei Jugendlichen* gilt es, einige Besonderheiten zu beachten. So kann gemäß DSM-5 bei Kindern und Jugendlichen die Diagnose einer *Major Depression* oder einer *Persistierenden Depressiven Störung (Dysthymie)* vergeben werden, wenn anstelle einer depressiven Verstimmung (Kernsymptom) eine reizbare Stimmung vorliegt. Zudem müssen die Symptome einer *Persistierenden Depressiven Störung (Dysthymie)* bei Kindern und Jugendlichen nur über einen Zeitraum von einem Jahr anstelle von zwei Jahren auftreten.

Weiterhin ermöglicht das DSM-5 die Diagnose einer *Disruptiven Affektregulationsstörung* bei Kindern und Jugendlichen im Alter von 6 bis 18 Jahren, wenn die depressive Symptomatik durch schwere und wiederkehrende Wutausbrüche (verbaler und/oder physischer Art) gekennzeichnet ist. Die ICD-10 trägt der gleichen Symptomatik durch die *Störung des Sozialverhaltens mit depressiver Störung* Rechnung. Der wichtigste Unterschied zwischen beiden Klassifikationssystemen ist hier, dass die *Disruptive Affektregulationsstörung* im DSM-5 zu den depressiven Störungen zählt, während die *Störung des Sozialverhaltens mit depressiver Störung* in der ICD-10 bei den externalisierenden Störungen verankert ist. Sowohl die Diagnose der *Disruptiven Affektregulationsstörung* (DSM-5) als auch jene der *Störung des Sozialverhaltens mit depressiver Störung* (ICD-10) berücksichtigen die Tatsache, dass sich die depressive Symptomatik bei Kindern und Jugendlichen eher in Form von Reizbarkeit äußert (Essau, 2007).

Zusammenfassend ist festzustellen, dass das DSM-5 für die Diagnosestellung bei Jugendlichen verschiedene Sonderregeln bereithält, die die Besonderheiten depressiver Störungen in dieser Altersgruppe besser berücksichtigen als dies in der ICD-10 der Fall ist. In der ICD-11 wird die reizbare Stimmung bei Kindern und Jugendlichen hingegen, wie auch im DSM-5, bei den Kernsymptomen für die depressive Episode mit aufgeführt.

2.2 Epidemiologie

Depression im Jugendalter ist ein weitverbreitetes Problem mit hoher *Prävalenz und Persistenz*. So leiden mehr als 20 % der Kinder und Jugendlichen bis zur Vollendung des 18. Lebensjahres unter depressiven Symptomen oder sogar einer klinischen Depression (Bertha & Balázs, 2013; Kessler et al., 2012). Weiterhin steigen die Erkrankungsraten in der Pubertät stark an, bei Mädchen erheblich stärker als bei Jungen. So berichten Lawrence et al. (2016), dass die Prävalenzrate von Major Depression bei Jungen von 3.1 % im Alter von 11 bis 15 Jahren auf 8.1 % im Alter von 16 bis 17 Jahren ansteigt. Bei Mädchen hingegen steigt die Erkrankungsrate von 7.2 % bei den 11- bis 15-Jährigen auf 19.6 % bei den 16- bis 17-Jährigen an. Dieser Trend setzt sich bis ins frühe Erwachsenenalter weiter fort (Bertha & Balázs, 2013).

Problematisch an Depressionen im Jugendalter sind neben der hohen Erkrankungsrate auch die *psychosomatischen Folgeerscheinungen* und *Komorbiditäten*. So erhöhen depressive Symptome und eine depressive Erkrankung bei Jugendlichen das Risiko für die Entwicklung einer erneuten depressiven Episode bis ins Erwachsenenalter (Bertha & Balázs, 2013; Kessler et al., 2012). Kessler et al. (2012) berichten z. B., dass 27 % der Personen, die ihr Leben lang immer wieder Episoden einer Major Depression hatten, ihre erste depressive Episode in der Kindheit oder Jugend erlebten (Kessler et al., 2012). Weiterhin geht Depression im Jugendalter mit anderen psychischen Erkrankungen und psychosozialen Beeinträchtigungen einher (Hasin et al., 2018): Von Depression betroffene Jugendliche weisen häufig einen komorbiden Substanzmissbrauch auf (Ranney et al., 2013; Snyder & Smith, 2015); darüber hinaus sind Suizidversuche (Nanayakkara, Misch, Chang Henry, 2013), Schulschwierigkeiten und aggressives Verhalten (Ranney et al., 2013) zu beobachten.

Neben den bereits genannten Punkten wird die individuelle wie auch die gesellschaftliche Situation dadurch verkompliziert, dass viele Jugendliche erst dann eine Behandlung erhalten, nachdem sie auf Sonderschulen umgeschult oder juristisch auffällig geworden und ihre Probleme damit deutlich eskaliert sind (Greenberg, Domitrovich & Bumbarger, 2001). Dieser Faktor trägt sicher nicht nur zur Chronifizierung der depressiven Störungen bei, sondern führt auch zu einer Zunahme der negativen Folgen (Suizidrate, komorbide, psychosomatische und psychosoziale Folgeerscheinungen). Weiterhin zeigt sich, dass Therapien nur in etwa 36 % der Fälle zu einer erfolgreichen Behandlung von Depressionen führen (Andrews, Issakidis, Sanderson, Corry & Lapsley, 2004). Entsprechend wichtig ist es, dass Prävention weitere 21 % von Depressionen verhindern kann (van Zoonen, Buntrock, Ebert, Smit, Reynolds III, Beekman & Cuijpers, 2014). Warum also warten, bis das Kind im übertragenen Sinne in den Brunnen gefallen ist? Daher erscheint es zentral, Programme zur Verfügung zu haben, welche in Therapie und Prävention eingesetzt werden können.

Zusammenfassend ergibt sich die große Bedeutung, die depressive Störungen in der Jugend haben, durch mehrere Faktoren. Hierzu gehören ihre hohe Prävalenz und Persistenz bis ins Erwachsenenleben, hohe Suizidraten und psychosoziale Probleme bei den betroffenen Jugendlichen. Diesen Faktoren kommt sowohl unter individuellen als auch unter gesundheitsökonomischen Gesichtspunkten eine enorme Tragweite zu. Betrachtet man die ungünstige Kettenreaktion, die aus einer Depression in der Jugend folgt, sollten wirksame Therapie- und Präventionsprogramme höchste Priorität genießen. Effektive Programme basieren aber neben epidemiologischen Daten vor allem auch auf dem Wissen über Vulnerabilitätsfaktoren und Theorien, welche die Erkenntnisse der verschiedenen Forschungsrichtungen in ein kohärentes Modell der Entstehung und Aufrechterhaltung von Depression integrieren. Nur auf der Basis von Modellen über die Wirkungszusammenhänge bei der Entstehung und Aufrechterhaltung von depressiven Störungen lassen sich effektive Maßnahmen ableiten und zu einem effektiven Präventionsprogramm zusammenfassen.

2.3 Modell der sozialen Informationsverarbeitung von Dodge

Angesichts der Bedeutung, die das Jugendalter für die Entwicklung von Depressionen hat, sollte als Grundlage für ein entsprechendes Trainings- bzw. Präventionsprogramm ein theoretisches Modell verwendet werden, welches speziell zur Erklärung der Entstehung und Aufrechterhaltung von Depressionen bei Jugendlichen entwickelt worden ist.

Das Modell der sozialen Informationsverarbeitung von Dodge (1986, 1993) zur Entstehung von Aggression und Depression ist eines der wenigen Modelle, das diesem Kriterium entspricht. Weitere Vorteile dieses Modells sind, dass es (a) Depressionen *und* aggressives Verhalten/Externalisierungsstörungen erklären kann und (b) auf der kognitiven Theorie von Beck (1967, 1976) und der reformulierten Theorie der erlernten Hilflosigkeit von Abramson, Seligman und Teasedale (1978) beruht, sodass Interventionsmethoden, die auf diesen Theorien basieren, Verwendung finden können. Dies ist besonders relevant, da kognitive Verhaltenstherapie, neben interpersonaler Therapie, die effektivste Form der Behandlung von Depression bei Jugendlichen darstellt (für eine Metaanalyse vgl. Zhou et al., 2015). Aus diesen Gründen haben wir das vorliegende Trainingsprogramm „Lust An Realistischer Sicht & Leichtigkeit Im Sozialen Alltag" (LARS & LISA) auf Grundlage des Modells der sozialen Informationsverarbeitung (Dodge, 1986, 1993) entwickelt.

Verhalten, inklusive Rückzugsverhalten, was typisch für Depression ist, wird im Modell der sozialen Informationsverarbeitung von Dodge (1986, 1993) als Endergebnis einer Sequenz von Informationsverarbeitungsstufen angesehen, die als Reaktion auf situationale Stimuli auftreten. Diese Informationsverarbeitungssequenz ist ein sich wiederholender bewusster oder unbewusster Prozess in sozialen Interaktionen und umfasst fünf Stufen (vgl. Abb. 1).

Die erste Stufe in der Verarbeitung sozialer Informationen ist die *Enkodierung*. Auf dieser Stufe der Informationsverarbeitung werden relevante Aspekte des Stimulus durch den sensorischen Input geleitet, selektiv wahrgenommen und im Kurzzeitgedächtnis gespeichert. Hierbei wirken bei depressiven Jugendlichen Verzerrungen in der Informationsverarbeitung im Sinne negativer Selbstschemata nach Beck (1967, 1976), sodass Aspekte des Stimulus besser aufgenommen und abgespeichert werden, die konsistent zu den negativen Selbstschemata sind.

Ein Stimulus wird im Gedächtnis einer Person primär entsprechend seiner Bedeutungszuschreibung abgespeichert. Die Bedeutungszuschreibung findet im Modell von Dodge (1993) auf der Stufe der *mentalen Repräsentation* statt. Relevant ist dabei, dass die dem Stimulus zugeschriebene Bedeutung von den individuellen emotionalen Bedürfnissen und Zielen abhängt und nicht vom Stimulus an sich. Die Grundmuster der Bedeutungszuschreibung werden bei depressiver Symptomatik vom Attributionsstil (Abramson et al., 1978), der kognitiven Triade (negative Sicht des Selbst, der Welt und der Zukunft) und kognitiven Fehlern (Beck, 1967, 1976) beeinflusst.

Die jeweilige mentale Repräsentation ruft bei der *Vorbereitung der Reaktion* eine oder mehrere mögliche emotionale Reaktionen oder Verhaltensreaktionen hervor. Jede mentale Repräsentation ist mit einer Reihe von möglichen Reaktionen, wie Verbalisierung, körperliche Aktivität, endokrine Sekretion, autonome Erregung und erlebter Affekt, verbunden. Die Vorbereitung der Reaktion folgt hierbei Regeln (z. B. „bei Zurückweisung weinen"), die im Gehirn als assoziative Netzwerke angelegt sind.

Die vierte Stufe der Informationsverarbeitung ist die *Evaluation und Selektion der Reaktion*. Auf dieser Stufe bewertet das Individuum die vorbereiteten Reaktionen und entscheidet sich für eine Reaktionsalternative. Die möglichen Reaktionen können aufgrund von Moral („gut" vs. „schlecht"), Akzeptabilität und/oder (antizipierter interpersoneller, intrapersoneller und instrumenteller) Konsequenzen beurteilt werden. Wenn eine vorbereitete Reaktion die Kriterien der Evaluation erfüllt, kann sie in die Tat umgesetzt werden. Wird sie hingegen zurückgewiesen, wiederholt das Individuum den Entscheidungsprozess so oft, bis eine Reaktion zur Umsetzung ausgewählt wird (Crick & Ladd, 1991). Bei fehlender Reife und emotionaler Dysregulation kann es zum Fehlen der Evaluation kommen. Dodge (1993) postuliert hierbei, dass Jugendliche nur wenig oder keine Evaluation der Reaktion betreiben, da die Evaluation mit der neuronalen Entwicklung und dem wachsenden Erfahrungsschatz verbunden ist. Aber auch wenn diese Voraussetzungen gegeben sind, können starke Erregung, physiologische Übererregung (durch Ermüdung, Alkohol oder appetitive Bedürfnisse) oder Aspekte von emotionaler Bedeutung zu einem temporären Ausfall der Berücksichtigung langfristiger Folgen führen, sodass nur die unmittelbare Verstärkung beachtet wird (Dodge & Somberg, 1987). Das Fehlen der Evaluation vorbereiteter Reaktionen kann in Problemen der Impulskontrolle, des Belohnungsaufschubs oder der Überemotionalität resultieren, während evaluierte Reaktionen eher mit Problemen bezüglich unangemessener Werte, dysfunktionaler Schemata oder geringer Entscheidungsfähigkeit zusammenhängen (Dodge, 1993).

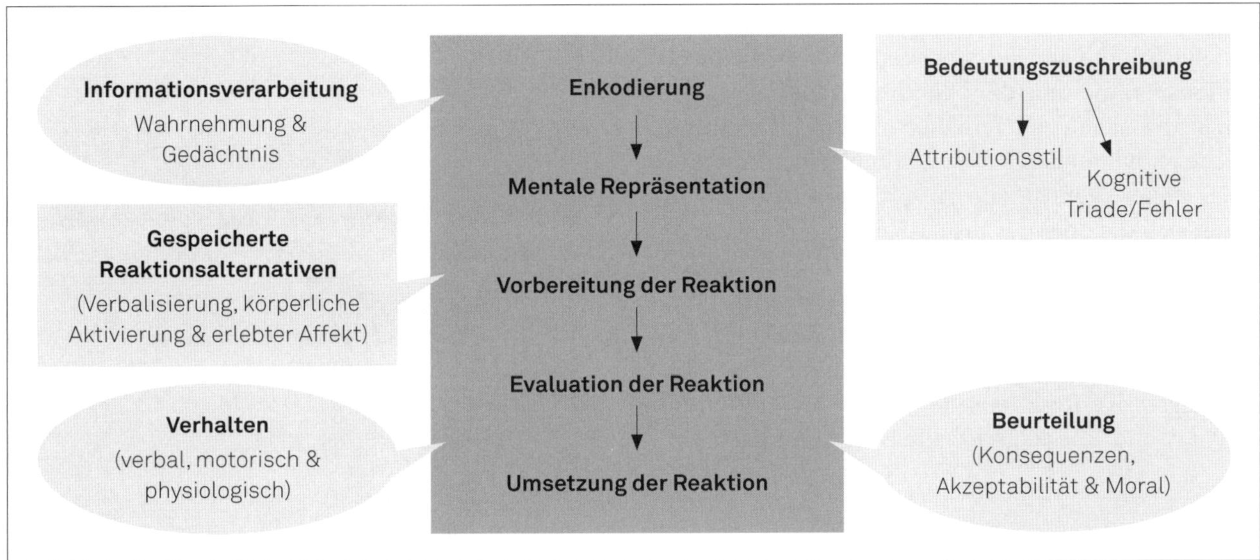

Abbildung 1: Stufen der Informationsverarbeitung im Modell der sozialen Informationsverarbeitung von Dodge (1993)

Auf der fünften Stufe findet die *Umsetzung der Reaktion* in Verhalten statt. Verhalten umfasst nach Dodge (1993) Verbalisierung, motorische Aktivität, autonome Aktivierung, neuroendokrine Sekretion und andere sichtbare/messbare Reaktionen, die vom Gehirn gesteuert werden.

Der Weg von einem bestimmten Stimulus zu der entsprechenden Verhaltensreaktion ist nach dem Modell von Dodge (1986, 1993) linear. Die Verarbeitungsschritte folgen sequenziell und in einer festgelegten Reihenfolge aufeinander. Das Informationsverarbeitungssystem insgesamt ist dynamisch und verarbeitet soziale Informationen auf allen Stufen gleichzeitig (Rumelhart & McClelland, 1986). So enkodiert eine Person neue Informationen, während sie gleichzeitig Reaktionen auf die vorherige Information vorbereitet und die Reaktion auf einen noch früheren Stimulus umsetzt. In der Realität geschieht die Informationsverarbeitung der vielfältigen Reize innerhalb einer Situation eher parallel (Dodge, 1993). Die sequenzielle Natur der Informationsverarbeitung wird erst sichtbar, wenn man die Verarbeitung eines einzelnen Reizes analysiert.

Das Modell der sozialen Informationsverarbeitung kann in einen entwicklungspathologischen Rahmen zum Verständnis der Ätiologie von Depressionen integriert werden (Dodge, 1993; Cicchetti & Toth, 1998). Hiernach interagieren frühe Lebensereignisse, wie der Verlust wichtiger Bezugspersonen, und instabile bzw. zu hohe Ansprüche an die Jugendlichen mit biologisch bedingten Einschränkungen im Gedächtnis und den neurologischen Funktionen. Dabei können leicht auslösbare Schemata über frühere Lebensereignisse, Erwartungen über zukünftige Ereignisse und Vulnerabilitäten in Form von negativen Selbstschemata und geringen Selbstwirksamkeitserwartungen entstehen. Diese Schemata werden von spezifischen sozialen Stimuli aktiviert und steuern dann die Informationsverarbeitung der oder des Jugendlichen, was sich in abweichendem Verhalten niederschlagen kann. Solche aktivierenden sozialen Stimuli sind typischerweise weitere Verlust- oder Anspruchssituationen. Befindet sich die oder der Jugendliche in einer entsprechenden Situation, besteht die Gefahr, dass besonders die negativen Aspekte dieser Situationen wahrgenommen und auf eigene, zeitlich überdauernde Eigenschaften zurückgeführt werden. Im nächsten Schritt werden depressive Reaktionsalternativen im Gedächtnis aktiviert und Rückzugsverhalten mit trauriger Stimmung, reduziertem Aktivitätsniveau und anderen depressiven Symptomen ausgeführt. Die negativen Schemata und die depressogene Informationsverarbeitung fördern Unterstützungsverhalten der Umgebung, was zur Chronifizierung dieser internen Muster beiträgt. Eine solche Chronifizierung wiederum kumuliert nach Dodge (1993) in einer Depression (vgl. Abb. 2).

Zusammenfassend kann festgestellt werden, dass das Modell der sozialen Informationsverarbeitung von Dodge (1986, 1993) nicht nur explizit zur Erklärung der Genese von Depressionen in der Kindheit und Jugend entwickelt wurde, sondern auch ältere Modelle integriert. So umfasst das Modell von Dodge (1986, 1993) die kognitive Theorie von Beck (1967, 1976) und das Modell der erlernten Hilflosigkeit (Abramson et al., 1978), welche auf der Stufe der mentalen Repräsentation angesiedelt werden. Weiterhin wurde das Modell in Bezug auf Depression bei Jugendlichen wiederholt empirisch bestätigt (z. B. Pössel, Seemann, Ahrens & Hautzinger, 2006; Quiggle, Garber, Panak & Dodge, 1992), sodass es sich als Grundlage für die Entwicklung eines effektiven Programms zur Prävention von Depression bei Jugendlichen anbietet.

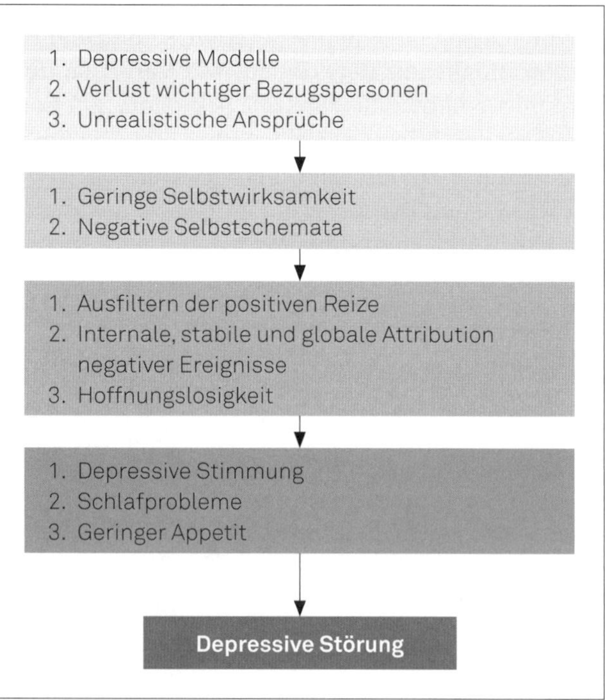

Abbildung 2: Modell der Entwicklung einer depressiven Störung nach Dodge (1993)

Kapitel 3
LARS & LISA – Das Trainingsprogramm

3.1 Überblick über das Wirkprinzip und den Aufbau von LARS & LISA

Da „Lust An Realistischer Sicht & Leichtigkeit Im Sozialen Alltag" (LARS & LISA) auf dem Modell der sozialen Informationsverarbeitung nach Dodge (1986, 1993) beruht, ist das Ziel des Trainingsprogramms LARS & LISA, auf möglichst vielen Stufen dieses Modells anzusetzen.

Auf der Stufe der *Enkodierung* von Informationen findet keine direkte Intervention durch das Trainingsprogramm statt, da bisher keine entsprechenden Maßnahmen bekannt sind. Auf der Stufe der *mentalen Repräsentation* werden sozialen Stimuli Bedeutungen zugeschrieben. Um diese Bedeutungszuschreibungen gezielt zu verändern, bietet es sich an, dysfunktionale (unrealistische und/oder handlungsblockierende) automatische Gedanken der Jugendlichen im Sinne von Beck (1967, 1976) zu identifizieren, in Zweifel zu ziehen und durch funktionalere (realistischere und hilfreichere) Gedanken zu ersetzen (vgl. 5. und 6. Sitzung: *Think Tank*). Um ein Verständnis und die notwendige Motivation für diese Intervention zu schaffen, ist es notwendig, vorher den Zusammenhang zwischen Kognitionen, Emotionen und Verhalten herauszuarbeiten (vgl. 3. und 4. Sitzung: *Magische Spirale*). Dieses Vorgehen ist ein Kernelement jeder kognitiven Therapie von Depressionen und hat sich in einer Vielzahl von Studien bewährt (Pössel, 2019).

Auf der Stufe der *Vorbereitung der Reaktion* werden vorhandene Reaktionsalternativen auf soziale Stimuli aktiviert oder neue generiert. Diese Reaktionsalternativen werden auf der Stufe der *Evaluation und Selektion der Reaktion* dahingehend beurteilt, welche Konsequenzen sich aus ihnen ergeben und ob sie für die ausführende Person akzeptabel sind. Eine Reaktionsalternative, die diese beiden Stufen der sozialen Informationsverarbeitung erfolgreich durchlaufen hat, wird als letzte Stufe des Informationsverarbeitungsprozesses realisiert. Bei Jugendlichen mit depressiven Störungen liegen auf der Stufe der *Vorbereitung der Reaktion* viele problemirrelevante (Mullins, Siegal & Hodges, 1985) und nur relativ wenige hilfreiche Reaktionsalternativen vor (Frye & Goodman, 2000; Quiggle et al., 1992). Auf der Stufe der *Evaluation der Reaktion* wird Rückzugsverhalten darüber hinaus von depressiven Jugendlichen positiver bewertet als durch nicht depressive Jugendliche, obwohl erstere mehr negative und weniger positive Ergebnisse von (selbstunsicherem) Rückzugsverhalten erwarten als nicht depressive Jugendliche (Garber, Quiggle, Panak & Dodge, 1991). Die Probleme auf diesen beiden Stufen der Informationsverarbeitung bei depressiven Jugendlichen können nach unserer Ansicht am besten durch die Vermittlung möglichst vieler hilfreicher Reaktionsalternativen und der Demonstration ihrer positiven Konsequenzen bearbeitet werden. Hierzu können die weit verbreiteten und effektiven Methoden für das Training sozialer Kompetenzen genutzt werden. Besonders erfolgversprechend scheinen Interventionen zur Förderung selbstsicheren Verhaltens (vgl. 7. und 8. Sitzung: *Just do it*) und zur Kontaktaufnahme und -aufrechterhaltung (vgl. 9. und 10. Sitzung: *Making contact*) zu sein, da sie typisch depressivem Rückzugsverhalten diametral entgegengesetztes Verhalten betonen. Der Schwerpunkt dieses Teils des Trainingsprogramms sollte eindeutig auf Rollenspielen liegen, da mit dieser Methode die Probleme auf beiden Stufen der Informationsverarbeitung gleichzeitig bearbeitet werden können. Die Jugendlichen können während der Rollenspiele neue und funktionale Reaktionsalternativen beobachten bzw. ausprobieren und die eigenen Reaktionen sowie auch die Reaktionen von anderen auf angemessenes Verhalten beobachten. Gleichzeitig trainieren sie die Umsetzung dieser neuen Reaktionsalternativen.

Zusätzlich zu diesen inhaltlichen Bausteinen umfasst LARS & LISA ein Element, mit dessen Hilfe die Motivation zur aktiven Teilnahme der Jugendlichen gefördert wird. Im Mittelpunkt steht hier die *Formulierung persönlicher Ziele* der Jugendlichen (vgl. 2. Sitzung: *Set some goals*). In diesem Baustein arbeiten die Jugendlichen heraus, welche Ziele sie haben und was sie zum gegenwärtigen Zeitpunkt tun können, um diese Ziele zu erreichen. Laut Locke und Latham (1990) zeichnen sich gute Ziele dadurch aus, dass sie Verhalten motivieren, erreichbar sind und damit eine persönliche Herausforderung darstellen. Weiterhin sollten sie spezifisch, konkret, vorstellbar (bildhaft) und in klar formulierte Subziele unterteilbar sein, sodass Fortschritte messbar sind (Locke & Latham, 1990). Auf der Grundlage solcher Ziele wird den Jugendlichen am Ende jeder Sitzung des Programms ihr persönlicher Nutzen von LARS & LISA vermittelt, indem wiederholt aufgezeigt wird, wie und warum ihnen die vermittelten Fähigkeiten helfen können, ihre Ziele zu erreichen. Weiterhin dienen diese Ziele als Anknüpfungspunkte für die inhaltlichen Schwerpunkte des Programms. Dieses Vorgehen wurde in Anlehnung an Kanfer, Reinecker und Schmelzer (1996, 2012) gewählt und für die jugendliche Zielgruppe adaptiert, um die Motivation der Jugendlichen und damit ihre aktive Mitarbeit im Rahmen von LARS & LISA zu fördern.

Obwohl LARS & LISA aus Bausteinen besteht, die bereits in anderen kognitiv-verhaltenstherapeutischen Programmen erfolgreich verwendet wurden, basiert es auf einer anderen theoretischen Konzeption. Die fünf Bausteine des Trainingsprogramms LARS & LISA sind in Abbildung 3 grafisch dargestellt.

LARS & LISA wird in 10 aufeinander folgenden Wochen für die Dauer von 90 Minuten durchgeführt. Nach einer Sitzung zur allgemeinen Einführung und zum Kennenlernen gliedern sich die folgenden Sitzungen in *fünf Schwerpunkte:*

1. Formulierung persönlicher Ziele (Sitzung 2: *Set some goals*),
2. Zusammenhang zwischen Kognitionen, Emotionen und Verhalten (Sitzungen 3 und 4: *Magische Spirale*),
3. Exploration und Veränderung selbstabwertender und/oder handlungsblockierender Kognitionen (Sitzungen 5 und 6: *Think Tank;* hier geht es um die Identifikation und die Überprüfung des Realitätsgehaltes von unrealistischen und/oder handlungsblockierenden Gedanken sowie um die Entwicklung und das Einüben realistischerer und hilfreicherer Gedanken),
4. Selbstsicherheitstraining (Sitzungen 7 und 8: *Just do it;* Training selbstsicheren Verhaltens),
5. Training sozialer Kompetenzen (Sitzungen 9 und 10: *Making contact;* hier werden insbesondere Kontaktaufnahme und -aufrechterhaltung trainiert).

Die Inhalte der einzelnen Sitzungen sind in Tabelle 2 aufgeführt.

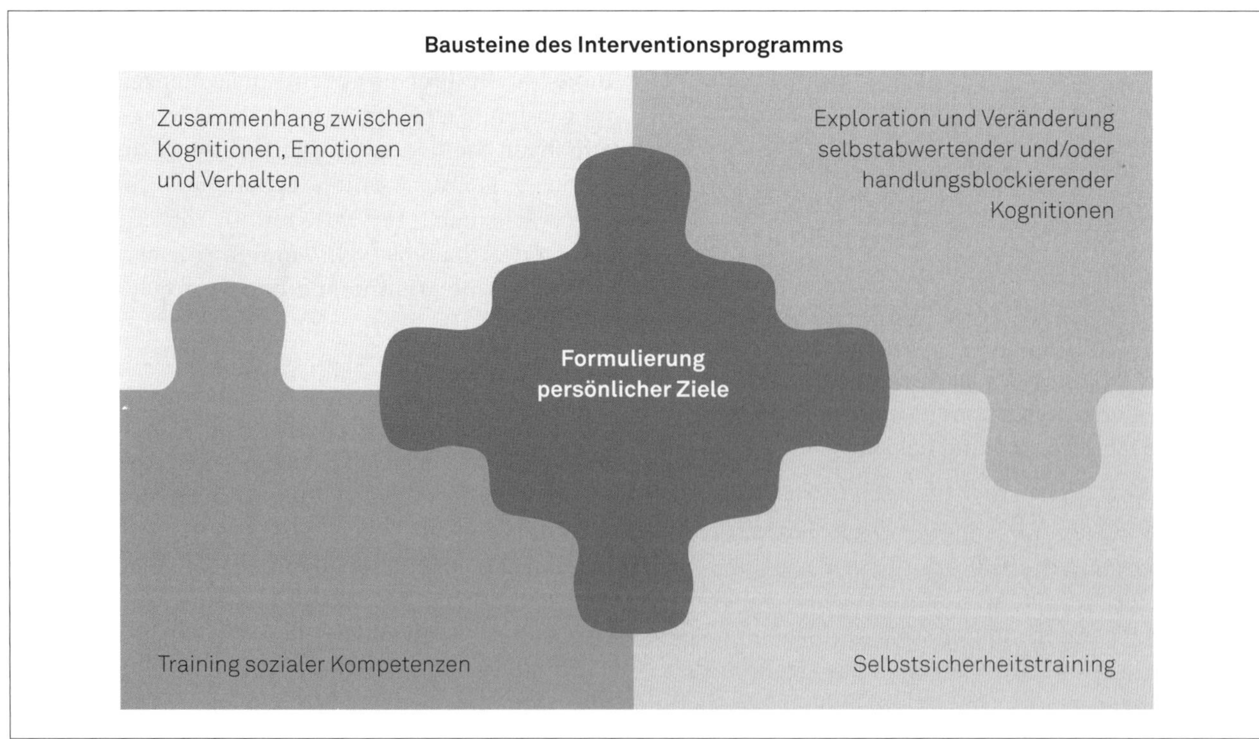

Abbildung 3: Fünf Schwerpunkte des Trainingsprogramms LARS & LISA

Tabelle 2: Übersicht über die Inhalte der einzelnen Sitzungen des Trainingsprogramms LARS & LISA

Sitzung	Bezeichnung/Thema	Inhalte
1	**Allgemeine Einführung und Kennenlernen**	• Kennenlernen • Vereinbaren von Verhaltensregeln und Vereinbarungen zu Fairness, Unterstützung und Arbeitsatmosphäre • Konsequenzen bei Verstößen gegen Verhaltensregeln und Vereinbarungen • Erläuterung der Ziele und Schwerpunkte von LARS & LISA
2	**Set some goals**	• Erarbeiten von Regeln für das Formulieren von Zielen • Formulierung persönlicher Ziele • Operationalisierung dieser Ziele
3	**Magische Spirale – I**	• Erarbeitung der Begriffe „Gefühle", „Gedanken" und „Verhalten" • Erarbeiten der Zusammenhänge zwischen Gefühlen, Gedanken und Verhalten (Magische Spirale) • „Runterzieher" (unrealistische, handlungsblockierende Gedanken) und „Aufbauer" (realistische und hilfreiche Gedanken) einführen
4	**Magische Spirale – II**	• Verständnis der Magischen Spirale vertiefen • Merkmale von Runterziehern erarbeiten • Bedeutung der Merkmale von Runterziehern erarbeiten
5	**Think Tank – I**	• Realitätscheck einführen und trainieren • Üben des Erkennens von Evidenz für und gegen Runterzieher • Einführen, wie realistische und hilfreiche Gegengedanken (= Aufbauer) aussehen
6	**Think Tank – II**	• Bedeutung von Aufbauern erläutern • Begründen, warum Aufbauer trainiert werden müssen • Erarbeiten von Alltagssituationen, in denen Aufbauer trainiert werden können
7	**Just do it – I**	• Erarbeitung der Merkmale von unsicherem, aggressivem passiv-aggressivem und selbstsicherem Verhalten • Erarbeiten der Bedeutung von Perspektivenübernahme
8	**Just do it – II**	• Vor- und Nachteile der verschiedenen Verhaltensweisen erarbeiten • Erarbeiten, dass selbstsicheres Verhalten gelernt werden kann • Rollenspiele der Jugendlichen zum Üben von selbstsicherem Verhalten
9	**Making contact – I**	• Erarbeitung von verbalen und nonverbalen Strategien zum Signalisieren von Interesse am Gegenüber • Rollenspiele der Jugendlichen zum Üben von Kontaktaufnahme
10	**Making contact – II**	• Rollenspiele der Jugendlichen zum Üben einer Kontaktaufnahme • Gemeinsame Wiederholung der Inhalte von LARS & LISA • Besprechung, was den Jugendlichen gefiel und was sie verändern würden • Verabschiedung

3.2 Empirische Befunde zu LARS & LISA

LARS & LISA wurde bisher in vier deutschen und einer amerikanischen Studie evaluiert. Hierbei zeigten sich durchgängig positive Effekte, die im Folgenden zusammengefasst dargestellt werden. Eine ausführlichere Darstellung der Entwicklungsgeschichte und der empirischen Befunde zu LARS & LISA findet sich in einer Veröffentlichung von Pössel, Smith und Alexander (2018).

In der ersten Evaluation, die mit Jugendlichen der 8. Klasse durchgeführt wurde, haben wir die Akzeptanz von LARS & LISA bei den teilnehmenden Jugendlichen erhoben (Pössel, Horn & Hautzinger, 2006). Hierbei zeigte sich, dass mehr als zwei Drittel der Jugendlichen sowohl den kognitiven als auch den sozialen Schwerpunkt von LARS & LISA positiv beurteilten. 67.6 % der Jugendlichen gaben an, im kognitiven Schwerpunkt etwas für ihren Alltag gelernt zu haben, und 60.9 % glaubten das Gleiche bezüglich des sozialen Schwerpunktes. Insgesamt wird LARS & LISA von den Jugendlichen mit der Note „gut" bewertet, was dafür spricht, dass die Vermittlung von Inhalten und Fertigkeiten auf altersgerechte Weise erfolgte. Dennoch haben wir in allen vier darauffolgenden Studien weiterhin Rückmeldungen von den teilnehmenden Jugendlichen eingeholt, um LARS & LISA weiter zu verbessern und an die Zielgruppe anzupassen.

In einer Evaluationsstudie (Pössel, Horn, Groen & Hautzinger, 2004) zeigte sich, dass bei Teilnehmenden mit minimalen depressiven Symptomen im Prätest die Zunahme depressiver Symptome verhindert werden konnte (6-Monats-Follow-up; g=0.33, 95 %-CI=-0.03-0.69), während Jugendliche in der Wartekontrollgruppe den zu erwarteten Anstieg depressiver Symptome zeigten (g=0.87, 95 %-CI=0.42-1.32). Beides entspricht dem erwarteten Präventionseffekt. Bezüglich des erwarteten Therapieeffekts zeigte sich über den gleichen Zeitraum, dass Teilnehmende mit erhöhten depressiven Symptomen zu Beginn einen Rückgang depressiver Symptome berichteten (g=-0.41, 95 %-CI=-0.74 - -0.08), während kein solcher Rückgang in der Kontrollgruppe gefunden werden konnte (g=0.14, 95 %-CI=-0.24-0.51). Parallel hierzu nahm der Prozentsatz an Teilnehmenden mit erhöhten depressiven Symptomen von 52.0 % auf 31.2 %, ab, während der Prozentsatz in der Kontrollgruppe gleichblieb (50.4 % vs. 51.4 %). Vergleichbare Ergebnisse zeigten sich, wenn das LARS & LISA-Programm mit einer aktiven Kontrollgruppe bei der Posttest-Messung verglichen wurde (minimale depressive Symptome: g=0.50, 95 %-CI=0.22-0.77; erhöhte depressive Symptome: g=0.42, 95 %-CI=0.12-0.72; Pössel, Horn & Hautzinger, 2006).

Eine andere deutsche Evaluationsstudie wurde von einer unabhängigen Forschungsgruppe durchgeführt (Groen, Al-Wiswasi, Petermann & Pössel, 2003). In dieser Studie mit jüngeren Teilnehmenden (7. Klasse; ≥12 Jahre) zeigten sich keine Effekte auf depressive Symptome, aber auf aggressives Verhalten. Konsistent mit dem Präventionseffekt zeigte sich kein Anstieg aggressiven Verhaltens in der LARS & LISA-Gruppe (g=-0.02, 95 %-CI=-0.30-0.26), aber in der Wartekontrollgruppe (g=0.23, 95 %-CI=0.03-0.49). Weiterhin zeigten die LARS & LISA-Teilnehmenden im Follow-up weniger aggressives Verhalten als die Jugendlichen in der Kontrollgruppe (g=-0.42, 95 %-CI=0.15-0.69). Die Tatsache, dass kein Effekt von LARS & LISA auf depressive Symptome gefunden werden konnte, erklärten Groen et al. damit, dass der zu erwartende altersgerechte Anstieg von depressiven Symptomen in der Kontrollgruppe ausblieb.

Eine dritte deutsche Evaluationsstudie wurde erneut mit Jugendlichen der 8. Klasse durchgeführt (≥ 13 Jahre). In dieser Studie konnten wir zeigen, dass Jugendliche mit komorbiden Angstsymptomen und externalisierendem Verhalten genauso von LARS & LISA profitieren wie Jugendliche ohne diese komorbiden Probleme (Pössel, Seemann & Hautzinger, 2008). Geschlecht hingegen moderierte die positiven Effekte von LARS & LISA. Depressive Symptome bei weiblichen Jugendlichen nahmen durch das Programm ab, unabhängig von ihrer depressiven Symptomatik im Prätest (minimale depressive Symptome: g=0.61, 95 %-CI=0.09-1.13; erhöhte depressive Symptome: g=0.52, 95 %-CI=0.08-0.95), während die depressiven Symptome bei den Teilnehmerinnen in der Wartekontrollgruppe unverändert blieben. Bei männlichen Jugendlichen hingegen zeigte sich ein stärkerer Anstieg der depressiven Symptomatik in der Kontrollgruppe im Vergleich zur LARS & LISA-Gruppe, wenn sie im Prätest nur minimale depressive Symptome berichteten (g=0.51, 95 %-CI=0.04-0.98). In der Gruppe mit erhöhter depressiver Symptomatik im Prätest zeigte sich hingegen kein Unterschied (Pössel et al., 2008).

Die vierte deutsche Evaluationsstudie sollte die Geschlechtereffekte und eine mögliche Implementierung von LARS & LISA durch Lehrkräfte untersuchen. Hierzu wurde LARS & LISA, durchgeführt von Psychologinnen und Psychologen, verglichen mit LARS & LISA, durchgeführt von zuvor trainierten Lehrkräften, und mit einer Wartekontrollgruppe (Wahl et al., 2014). In dieser Studie mit Hauptschülerinnen und -schülern der 8. Klasse (≥13 Jahre) zeigte sich der bereits belegte positive Effekt von LARS & LISA auf die depressive Symptomatik bei weiblichen Jugendlichen, solange das Trainingsprogramm von Psychologinnen und Psychologen durchgeführt wurde (g=-0.36, 95 %-CI=-0.68 - -0.04). Allerdings zeigte sich kein solcher Effekt bei männlichen Jugendlichen (g=0.30, 95 %-CI=-0.04-0.57) oder wenn das Programm von Lehrkräften implementiert wurde (weibliche Jugendliche: g=-0.10, 95 %-CI=-0.40-0.20, männliche Jugendliche: g=-0.10, 95 %-CI=-0.39-0.19).

Baskin, Tierney, Minami und Wampold (2003) zeigten in ihrer Metaanalyse, dass die Therapieeffekte von spezifischen (z. B. kognitive Verhaltenstherapie) und unspezifischen Therapieprogrammen vergleichbar sind, wenn beide Programme strukturell identisch sind. Das bedeutet, dass beide Programme die gleiche Anzahl und Dauer an Sitzungen und das gleiche Interventionsformat (Gruppen- vs. Einzelintervention) haben. Weiterhin müssen die Therapeutinnen und Therapeuten vergleichbar erfahren sein und beide Therapieprogramme müssen vergleichbar an die Klientin bzw. den Klienten anpassbar sein. Entsprechend war es das Ziel der amerikanischen Evaluationsstudie zu dem vorliegenden Programm, LARS & LISA mit einem strukturell äquivalenten unspezifischen Programm und einer Kontrollbedingung zu vergleichen (Pössel, Martin, Garber & Hautzinger, 2013). In dieser Studie mit amerikanischen Schülerinnen und Schülern der 9. Klasse (≥15 Jahre) berichteten die Jugendlichen in der LARS & LISA-Bedingung über geringere Depressionswerte als die Jugendlichen im unspezifischen Programm (g=0.29, 95%-CI=0.06–0.52) und als die Jugendlichen in der Kontrollgruppe (g=0.30, 95%-CI=0.07–0.53) im 4-Monats-Follow-up. Allerdings blieb dieser Unterschied in den weiteren Follow-up-Messungen nicht signifikant, da sowohl die Depressionswerte in der unspezifischen Bedingung (8-Monats-Follow-up: g=0.26; 95%-CI=0.03–0.48; 12-Monats-Follow-up: g=0.34, 95%-CI=0.11–0.56) als auch in der Kontrollgruppe (8-Monats-Follow-up: g=-0.32, 95%-CI=-0.10 - -0.55; 12-Monats-Follow-up: g=-0.28, 95%-CI=-0.05 - -0.50) im Laufe der Zeit zurückgingen (Pössel et al., 2013).

Da eine genauere Untersuchung der Geschlechterunterschiede erbrachte, dass diese zumindest teilweise auf das Wissen über die Inhalte von LARS & LISA am Ende des Programms zurückführbar sind (Pössel, Adelson & Hautzinger, 2011), haben wir bei der vorliegenden Überarbeitung ein besonderes Augenmerk darauf gelegt, dass sich männliche Jugendliche von LARS & LISA angesprochen fühlen.

Kapitel 4
Einführung in die praktische Arbeit mit dem Trainingsmanual

Die folgende kurze Einführung soll die Arbeit mit dem Trainingsmanual erleichtern. Hierbei gliedert sich die Einführung in „Grundsätzliches zum Trainingsprogramm LARS & LISA“ (Kapitel 4.1), „Mögliche Adaptationen von LARS & LISA“ (Kapitel 4.2), „Struktur der Sitzungen“ (Kapitel 4.3), „Erläuterung der Textelemente und Symbole im Trainingsmanual“(Kapitel 4.4), „Erläuterungen zu den wiederkehrenden Elementen der Sitzungen“ (Kapitel 4.5), „Szenenspiele“ (Kapitel 4.6), „Verhalten der Trainerinnen und Trainer“ (Kapitel 4.7) und „Muntermacher“ (Kapitel 4.8). Alle Folien, Arbeitsblätter, Regieanweisungen sowie weitere Materialien finden sich bei den Online-Materialien zu diesem Buch (vgl. Anhang „Hinweise zu den Online-Materialien“). Da dieses Manual sich an Personen mit unterschiedlichen Voraussetzungen und Erfahrungen bezüglich der Arbeit mit verhaltenstherapeutischen Programmen und mit Jugendlichen richtet, ist nicht zu vermeiden, dass bestimmte Teile dieser Einführung für erfahrene Anwenderinnen und Anwender überflüssig erscheinen. So sind beispielsweise die Prinzipien und Abläufe von Rollenspielen (im Manual als „Szenenspiele“ bezeichnet) sicher vielen Anwenderinnen und Anwendern bekannt. Dennoch bitten wir alle Leserinnen und Leser, diese Einführung zu lesen, bevor das Manual erstmals umgesetzt wird, denn es werden auch Elemente beschrieben, die den Hintergrund von LARS & LISA beleuchten und bei der Durchführung wichtig sind.

4.1 Grundsätzliches zum Trainingsprogramm LARS & LISA

Wie andere Gruppenprogramme wird LARS & LISA von zwei dauerhaft anwesenden Trainerinnen bzw. Trainern pro Gruppe durchgeführt. Dies dient zwei Zielen: Erstens kann sich so eine Trainerin bzw. ein Trainer auf die Inhalte des Programms konzentrieren, während die oder der zweite darauf achtet, dass die Verhaltensregeln und Vereinbarungen eingehalten werden. Zweitens wird so die Arbeit in Kleingruppen ermöglicht.

Wie sich in einer Pilotstudie gezeigt hat, kann es sich bei Jugendlichen im Alter der angesprochenen Zielgruppe günstig auf die Atmosphäre auswirken, wenn die Gruppen geschlechtshomogen sind (vgl. auch Kapitel 1). Dadurch fällt es den Jugendlichen häufig leichter, sich zu öffnen und besser mitzuarbeiten. Wahrscheinlich lässt sich dies darauf zurückführen, dass die in diesem Alter sehr wichtige Selbstdarstellung vor dem anderen Geschlecht entfällt. Aus diesem Grund empfehlen wir dieses Vorgehen für die Durchführung von LARS & LISA, auch wenn es zu starken Unterschieden in den Gruppengrößen führen kann. Wir selbst haben mit dieser Aufteilung schon mit Gruppen von bis zu 24 Jungen und zwei Trainerinnen bzw. Trainern gearbeitet. Weiterhin zeigt es sich immer wieder, dass sich ein angemessenes Maß an Selbsteinbringung der Trainerinnen und Trainer und deren Beteiligung an der Gruppenarbeit positiv auf die Atmosphäre auswirkt und es den Teilnehmenden erleichtert, sich zu öffnen und mitzuarbeiten. Entsprechend werden die Trainerinnen und Trainer im Manual wiederholt gebeten, eigene Beispiele vorzubereiten und einzubringen. Weiterhin ist die Wortwahl von Erklärungen und Formulierungsvorschlägen so gewählt, dass sie immer als Teil der Gruppe angesehen werden.

4.2 Mögliche Adaptationen von LARS & LISA

Obwohl LARS & LISA bisher ausschließlich im schulischen Kontext als universales Präventionsprogramm evaluiert wurde, sind Adaptationen an verschiedene Kontexte und Bedingungen möglich. So zeigte sich in den Evaluationsstudien ein positiver Effekt auf Jugendliche mit erhöhter depressiver Symptomatik (Pössel, Horn, Groen & Hautzinger, 2004; Pössel et al., 2006; Pössel et al., 2008). Somit darf angenommen werden, dass LARS & LISA auch als selektives Präventions- und Therapieprogramm angewendet werden kann. Adaptationen an verschiedene Kontexte, wie die Arbeit im schulpsychologischen Dienst, in Beratungsstellen, Jugendzentren, Heimen und Tageskliniken, sind denkbar. Je nach Kontext sind beispielsweise andere Strategien zur Disziplinierung möglich und aufgrund einer anderen Gruppendynamik nötig.

Bei unserer Arbeit mit dem Programm haben wir Erfahrungen mit verschiedenen Modifikationen der Rahmenbedingungen sammeln können. So haben wir LARS & LISA erfolgreich in Kleingruppen mit zwei bis fünf Teilnehmenden und mit nur einer Trainerin oder einem Trainer durchgeführt. Ebenfalls haben wir eine 15 Sitzungen umfassende Variante des Programms mit zwei Sitzungen pro Woche à 45 Minuten implementiert (die im vorliegenden Manual beschriebene Version umfasst 10 wöchentliche Sitzungen à 90 Minuten).

Das Trainingsmanual beinhaltet für jede Sitzung auf der ersten Seite einen kurzen Überblick (Kapitel 5.1 bis 5.10). Dieser gliedert sich in eine Materialliste, die Ziele der Sitzung sowie eine Kurzzusammenfassung der Sitzungsinhalte (Inhalte und Ablauf). Hier findet sich auch eine zeitliche Unterteilung der Sitzung. Diese Unterteilung ist nur als ungefähre Richtlinie zu verstehen und muss natürlich individuell angepasst werden. Als wichtig hat sich hierbei erwiesen, dass trotz Individualisierung der zeitlich letzte Abschnitt des Ausblicks auf die nächste Sitzung nicht herausgekürzt werden sollte, da sonst Sinn und Struktur von LARS & LISA für die Jugendlichen schnell verloren gehen. Bei der Individualisierung sind die Ziele der jeweiligen Sitzung das Maß, an dem die inhaltliche Beurteilung der Sitzungen zu messen ist, d.h., nicht die einzelnen Übungen sind das Wichtigste, sondern die Ziele einer Sitzung. Wenn in einer Gruppe ein im Trainingsmanual genanntes Vorgehen nicht durchgeführt werden kann (z.B. aus Zeitgründen), ist das nur dann relevant, wenn die Ziele der Sitzung darunter leiden.

Nach dem Überblick der jeweiligen Sitzung wird das Vorgehen bei der praktischen Umsetzung der Inhalte in den Kapiteln 5.1 bis 5.10 ausführlich beschrieben.

4.3 Struktur der Sitzungen

Der Ablauf jeder Sitzung ist im Groben identisch und gliedert sich in die in Abbildung 4 grafisch dargestellte Struktur.

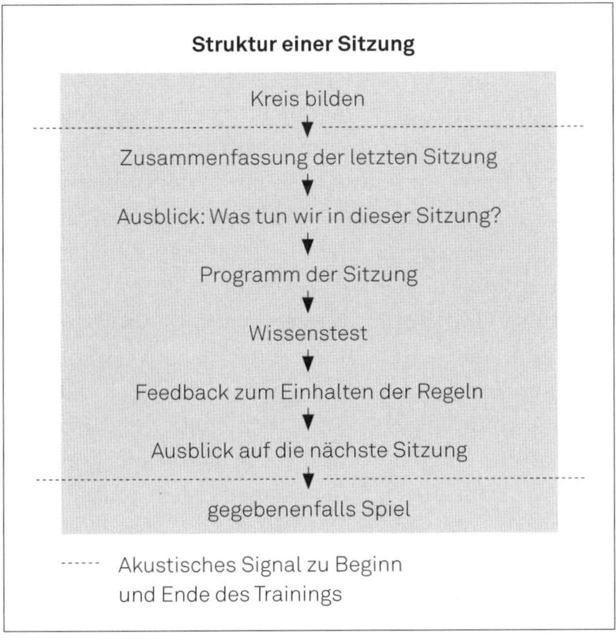

Abbildung 4: Struktur jeder Sitzung von LARS & LISA

4.4 Erläuterung der Textelemente und Symbole im Trainingsmanual

Im Folgenden werden die im Trainingsmanual verwendeten Textelemente und Symbole erläutert:

- *Fragen* an die Jugendlichen und wichtige *Schlüsselworte* sind *kursiv* geschrieben.
- *Anweisungen an die Trainerinnen und Trainer,* wie z.B. das Austeilen von Arbeitsblättern, das Zeigen von Folien oder das Sammeln von Antworten der Jugendlichen (in der Regel mündlich oder an der Tafel), sind durch ein vorangestelltes Pfeilsymbol ➡ kenntlich gemacht.
- Der Einsatz von Folien, Arbeitsblättern, Postern und der Tafel wird durch eine fortlaufende Nummerierung kenntlich gemacht. So zeigt „Poster 8.2" beispielsweise den Einsatz des zweiten Posters innerhalb der 8. Sitzung an. Die Inhalte, die an die Tafel oder auf ein Poster geschrieben werden sollen, sind zur leichteren Orientierung in Kästen dargestellt und mit den Symbolen für Tafel sowie für Poster gekennzeichnet.

- Grau unterlegt sind Erklärungen und Formulierungsvorschläge, die ein stärker standardisiertes Vorgehen ermöglichen. Die Formulierungen müssen nicht wörtlich vorgetragen oder gar vorgelesen werden, sondern zeigen den Trainerinnen und Trainern eine in der praktischen Umsetzung von LARS & LISA entwickelte und bewährte Möglichkeit auf, wie bestimmte Inhalte altersadäquat vermittelt werden können.
- Überall wo es sich anbietet, auf bereits in früheren Sitzungen vermittelte Inhalte zu verweisen bzw. einen Rückbezug herzustellen, um bestimmte Zusammenhänge zu verdeutlichen, ist dies durch folgendes Pfeilsymbol sowie den Verweis auf das entsprechende Kapitel kenntlich gemacht.
- *Tipps* für die Trainerinnen und Trainer sind mit dem Symbol einer Glühbirne gekennzeichnet. Sie enthalten weiterführende oder ergänzende Informationen zum Umgang mit bestimmten Inhalten und beruhen häufig auf praktischen Erfahrungen mit dem Manual. Entsprechend können sie hilfreich sein und sollten auf jeden Fall gelesen werden.
- In manchen Sitzungen gibt es für bestimmte Inhalte mehrere Möglichkeiten der praktischen Umsetzung, die sich in verschiedenen Gruppen bewährt haben. Alternative Vorgehensweisen finden sich ebenfalls in einen Kasten gesetzt, der mit dem Wegweiser-Symbol gekennzeichnet ist.
- Eindeutige *Lösungen* der Arbeitsblätter oder *Ziele* einzelner Übungen markiert das Fahnensymbol.
- Im Anschluss an Fragen oder bestimmte Arbeitsblätter finden sich häufig *Beispiele,* angezeigt durch folgendes Symbol: . Diese können als mögliche Antworten oder Musterlösungen verstanden werden. Der Sinn dieser Beispiele besteht darin, den Trainerinnen und Trainern das Einbringen eigener Ideen zu erleichtern, für den Fall, dass die Jugendlichen keine eigenen (geeigneten) Beispiele nennen. Wenn die Jugendlichen selbst gute Beispiele einbringen, sind diese aber immer den im Trainingsmanual gegebenen vorzuziehen und sollten nach Möglichkeit auch in späteren Stunden an geeigneter Stelle erneut aufgegriffen werden. Bringt beispielsweise ein Jugendlicher in der 3. Sitzung ein gutes Beispiel für den grundlegenden Zusammenhang von Gedanken, Gefühlen und Verhalten ein, empfiehlt es sich, dieses Beispiel auch in späteren Stunden an passender Stelle zu verwenden.
- Bei Szenenspielen sind die Regieanweisungen für die Umsetzung in einem Kasten oder einer Abbildung des entsprechenden Arbeitsmaterials aufgeführt und jeweils durch das Theatermasken-Symbol gekennzeichnet.

4.5 Erläuterungen zu den wiederkehrenden Elementen der Sitzungen

4.5.1 Sitzkreis bilden

Vor dem eigentlichen Sitzungsbeginn steht jeweils die Bildung eines Sitzkreises. Dieser schafft eine offene Atmosphäre und fördert das Miteinander, da sich alle gut sehen und miteinander sprechen können. Wie oben bereits erwähnt, wirkt sich die Integration der Trainerinnen bzw. Trainer in die Gruppe oft positiv auf die Atmosphäre aus und erleichtert es den Jugendlichen, sich zu öffnen und mitzuarbeiten. Daher sollten die Trainerinnen bzw. Trainer, wann immer möglich, Teil des Sitzkreises sein. Dies ermöglicht es ihnen auch, zwischen oder nahe bei störenden Teilnehmenden zu sitzen und so diese Jugendlichen schneller und einfacher zu steuern. Weiterhin dient der Sitzkreis im schulischen Rahmen auch dazu, LARS & LISA vom üblichen schulischen Betrieb abzugrenzen. Trotz dieser Vorteile kann es in manchen Gruppen gut sein, den Sitzkreis zumindest zeitweise durch die jeweils klassenübliche Sitzordnung am Tisch zu ersetzen. Gerade in Jungengruppen hat sich dieses Vorgehen wiederholt als effektiv zur Verbesserung einer arbeitsorientierten Atmosphäre erwiesen.

4.5.2 Wissenstest

Die Wissenstests werden den Jugendlichen am Ende jeder Sitzung als Arbeitsblatt ausgegeben. Dieses versehen die Jugendlichen mit ihrem Namen und beantworten die Fragen kurz schriftlich. Anschließend werden die Wissenstests von den Trainerinnen bzw. Trainern eingesammelt und bis zur nächsten Sitzung korrigiert. Sie sollten nicht benotet werden, stattdessen empfiehlt sich eine Korrektur in Form von kommentierenden Bemerkungen, wie „gutes Beispiel", „gut gemacht" oder durch den Einsatz von Smileys, wodurch den Jugendlichen eine positive Rückmeldung (Verstärkung) gegeben wird. Schlecht oder falsch beantwortete Fragen sollten nicht kenntlich gemacht werden. Sinn dieser Wissenstests ist in erster Linie zu prüfen, ob und inwieweit die zu vermittelnden Inhalte von den Jugendlichen tatsächlich verstanden wurden. Wurden Inhalte von vielen Jugendlichen nicht richtig oder nur unvollständig verstanden, kann in der nächsten Sitzung zu Beginn noch einmal kurz darauf eingegangen werden, und diese Punkte können erneut erklärt werden. Hierbei bietet es sich an, gute Antworten der Jugendlichen zur Erklärung heranzuziehen. Zeigen sich nur bei bestimmten Jugendlichen Probleme mit dem Verständnis des Programms, so kann diesen Teilnehmenden aufgrund der Informationen aus den Wissenstests in der Folge mehr Aufmerksamkeit geschenkt werden. Lösungen und Beispiellösungen zu den Wissenstests werden jeweils bei der Sitzung, in der der Wissenstest besprochen wird, aufgeführt; zudem finden sich diese gesammelt bei den Online-Materialien.

4.5.3 Thema der heutigen Sitzung und Ausblick

In der ersten Sitzung wird den Jugendlichen ein inhaltlicher und struktureller Gesamtüberblick über die Themen von LARS & LISA gegeben. Zu Beginn jeder Sitzung erfolgt eine kurze Darstellung des Themas bzw. der Ziele der aktuellen Sitzung. Am Ende einer jeden Sitzung folgt ein kurzer Ausblick auf die Inhalte der nächsten Sitzung. Dadurch werden Interesse und Aufmerksamkeit der Jugendlichen auf das jeweils neue Thema gelenkt und bereits Erarbeitetes wird mit Neuem verknüpft.

4.5.4 Alltagsbezug herstellen

Dies ist, wie in allen Interventionsprogrammen, einer der wichtigsten Punkte! Hierbei geht es darum, den Jugendlichen die Relevanz von LARS & LISA für ihren Alltag zu vermitteln. Ziel dieses Vorgehens ist es, den angestrebten Transfer der vermittelten Inhalte und Strategien zu erreichen und die Motivation der Jugendlichen aufrechtzuerhalten.

4.5.5 Feedback zum Einhalten der Verhaltensregeln und Vereinbarungen

Am Ende jeder Sitzung erhalten die Jugendlichen eine Rückmeldung über das Einhalten der Verhaltensregeln und Vereinbarungen, die gemeinsam in der ersten Sitzung erarbeitet und auf einem Poster festgehalten wurden. Dabei sollte konkret angegeben und positiv verstärkt werden, an welche Verhaltensregeln und Vereinbarungen sich die Gruppe gut gehalten hat. Zudem sollte klar gesagt werden, welche dieser Regeln in der nächsten Sitzung noch stärker beachtet werden sollten. Dieser Programmpunkt bietet einen regelmäßigen Raum für eine konkrete Rückmeldung an die Jugendlichen, ohne Reaktanz durch ausschließlich negative Rückmeldungen bei Verstößen gegen die Verhaltensregeln und Vereinbarungen auszulösen.

4.6 Szenenspiele

Ziel der Rollenspiele (im Folgenden als „Szenenspiele“ bezeichnet) ist es, das Handlungswissen der Jugendlichen in sozialen Situationen zu erweitern. Die Jugendlichen sollen außerdem realistische und hilfreiche („Aufbauer“) und unrealistische und/oder handlungsblockierende Gedanken („Runterzieher“) in sozialen Situationen erkennen. Entsprechend wird wiederholt auf Aufbauer und Runterzieher aufmerksam gemacht. Diese können in der Auswertung eines Szenenspiels besprochen werden.

Alle folgenden theoretischen Ausführungen zu Szenenspielen sind weitgehend an Fiedler (2005) orientiert und können dort bei Bedarf ausführlicher nachgelesen werden. Aufgrund unserer Erfahrungen mit der Umsetzung von LARS & LISA können wir die Ausführungen von Fiedler (2005) nur bestätigen und deren Relevanz betonen. Gerade bei der Durchführung der Szenenspiele kann es zu Fehlern kommen, die sich auf den Erfolg des Trainings ungünstig auswirken können. Wir empfehlen dringend, dieses Trainingselement vor der ersten Anwendung selbst mindestens einmal durchzuführen. Dabei ist es vor allem wichtig, dass sich die Trainerinnen bzw. Trainer auch einmal selbst in die Rolle der „Spielenden“ begeben. Gerade durch diese Selbsterfahrung werden ungünstige eigene Verhaltensweisen sehr bewusst „erlebt“ und können entsprechend korrigiert werden.

Vor dem Beginn der Szenenspiele sollten mit den Jugendlichen einige allgemeine Regeln besprochen und begründet werden, wie sie für alle Rollenspiele in Gruppen von Bedeutung sind (Fiedler, 2005). Es ist für den weiteren Verlauf wichtig, dass die Trainerinnen bzw. Trainer auf die strikte Einhaltung dieser Regeln achten. Anderenfalls besteht die Gefahr, dass das Geschehen sich zu einer allgemeinen Belustigung oder zu einer negativen Erfahrung für die „Szenenspielenden“ entwickelt (Fiedler, 2005).

Für die Szenenspiele sollten folgende Punkte beachtet werden:

1. Grundsätzlich wird zwischen *Szenenspielenden* und *Mitspielenden* unterschieden. Die Szenenspielerin bzw. der Szenenspieler steht im Mittelpunkt; sie oder er hat sich getraut, etwas auszuprobieren, und möchte etwas lernen, riskiert aber gleichzeitig auch, sich vor der Gruppe zu blamieren (diese Befürchtung ist dann besonders groß, wenn die Gruppe hoch kohäsiv ist und Selbstöffnung nicht durch die sozialen Normen der Gruppe unterstützt wird).
2. Die oder der Szenenspielende benötigt daher die Anteilnahme, Hilfe und Zuwendung der Gruppe und der Trainerinnen bzw. Trainer. Alle Verhaltensweisen der Mitspielenden haben sich dem unterzuordnen. Auf keinen Fall dürfen die Szenenspiele von den Mitspielenden dazu benutzt werden, sich selbst zu profilieren.
3. Die oder der Szenenspielende bestimmt die Situation und legt die Bedingungen fest.
4. Jedes Szenenspiel sollte mit einem „Erfolg" für die Szenenspielerin oder den Szenenspieler enden. Andererseits sollen die Mitspielenden ihr oder ihm es auch nicht zu leicht machen. Dieses Abwägen der Schwierigkeit ist in der Praxis nicht einfach. Vor allem kann es schnell passieren, dass die Szenenspiele eine solche Eigendynamik entfalten, dass die Mitspielenden ihre eigentliche Aufgabe – die des *Mit*spielens – aus den Augen verlieren. Deutet sich an, dass das Szenenspiel in einem Misserfolg enden könnte, ist es Aufgabe der Trainerinnen bzw. Trainer, das Szenenspiel so zu lenken, dass eine positive Erfahrung durch Ausprobieren alternativer Handlungen möglich wird. Im Zweifelsfall kann es sinnvoll sein, dass eine Trainerin oder ein Trainer die Rolle der oder des Mitspielenden übernimmt und so das erwartete Verhalten in dieser Rolle modellieren kann.
5. Jede Situation wird *zweimal* gespielt, wobei die Mitspielenden die Situation beim zweiten Mal auf keinen Fall schwieriger machen dürfen. Die Wiederholung der gleichen Situation ist sehr wichtig, weil dadurch deutlich wird, dass man Verhalten bewusst und gezielt anders gestalten und trainieren kann und sich daraus jeweils andere Konsequenzen ergeben.
6. Beim Feedback sollten die *positiven Punkte hervorgehoben* werden, wobei das Ziel darin besteht, dass die oder der Szenenspielende sich selbst verstärkt. Negative Kritik ist nicht zugelassen, außer im Rahmen von Formulierungen wie „Ich sollte vielleicht beim nächsten Mal versuchen, stärker auf ... zu achten.", also in Form eines Vorsatzes. Gleiches gilt auch für das Feedback der Gruppe. Die Mitspielenden kommentieren das Szenenspiel vorrangig hinsichtlich ihrer eigenen Gefühle und Gedanken (z. B. „Ich habe mich dabei so gefühlt, als wenn ich gar keine Chance hätte."). Um die Einhaltung dieses Vorgehens zu erleichtern, ist es notwendig, dass die *Trainerinnen bzw. Trainer* mit ihrem *differenzierten Feedback* beginnen und *gezielte Fragen an Szenenspielende, Mitspielende und Gruppe* stellen, um deren Rückmeldung einzuholen, und darüber hinaus auf die Regeln verweisen. Wichtig ist, dass auch kleine Schritte in Richtung des erwünschten Verhaltens explizit als Erfolge gewertet werden.

Die folgenden Ausführungen gliedern sich in zwei Abschnitte: Zunächst werden die wichtigsten Schritte bei der Durchführung der Szenenspiele beschrieben. Anschließend werden noch einige wichtige generelle Probleme besprochen, die bei der Durchführung von Szenenspielen auftreten können.

4.6.1 Ablauf

Vorbereitung

Hat eine Jugendliche oder ein Jugendlicher sich zur Durchführung eines Szenenspiels bereit erklärt, bittet ihn eine Trainerin bzw. ein Trainer, die Situation, für die sich die oder der Jugendliche entschieden hat, genau zu beschreiben. Dazu gehören auch die für die Situation wichtigen Rahmenbedingungen, wie z. B.:

- Wo spielt die Situation (im Klassenzimmer, zu Hause etc.)?
- Welches sind die äußeren/sozialen Bedingungen („Sind wir allein?", „Sind andere dabei?")?

Sind alle für die Durchführung wichtigen Punkte geklärt, beginnt das eigentliche Szenenspiel.

Erstes Szenenspiel

Die Mitspielenden müssen darauf achten, dass die Schwierigkeit für die Szenenspielerin oder den Szenenspieler gerade so hoch ist, dass diese bzw. dieser sich wirklich einsetzen muss, aber auch eine realistische Chance hat, zum Erfolg zu kommen. Das Szenenspiel darf aber nie mit einem Misserfolg enden.

Merke

Ein Misserfolg beim ersten Szenenspiel kann für die Szenenspielerin oder den Szenenspieler so belastend sein, dass der Erfolg des ganzen Trainings infrage gestellt wird. Zumindest wird die Angst vor den anschließenden Szenenspielen nicht nur für diese einzelne Person, sondern für die ganze Gruppe dadurch stark erhöht. Während eines Szenenspiels hierauf zu achten, ist eine wichtige Aufgabe der Trainerinnen bzw. Trainer! Um dies zu erreichen, sollte ein Szenenspiel eher frühzeitig unterbrochen und neu begonnen werden, anstatt einen gegen die Grundregeln verstoßenden Verlauf zu erlauben.

Erstes Feedback

Ist das Szenenspiel beendet, folgt das erste Feedback. Die Trainerinnen bzw. Trainer sollten noch einmal daran erinnern, dass sich die oder der Szenenspielende selbst verstärkt, d.h. vor allem auf Dinge achten soll, die sie oder er gut gemacht hat. Hierbei erweist es sich als hilfreich, wenn vorher noch einmal die Kriterien kompetenten Verhaltens besprochen bzw. rekapituliert worden sind.

Das positive Feedback, welches von der oder dem Szenenspielenden hier verlangt wird, bereitet vor allem zu Beginn oft große Schwierigkeiten. Folgende Probleme können auftreten:

1. Es wird überhaupt kein Feedback geäußert. Die Trainerinnen bzw. Trainer sollten dann die Szenenspielerin oder den Szenenspieler in Bezug auf ihnen als geeignet erscheinende, konkrete Verhaltensweisen zu einer Bewertung auffordern. Zum Beispiel durch die Frage: „Wie fandest du deine Körperhaltung, den Blickkontakt, die Lautstärke deiner Stimme etc.?“ *Wichtig ist dabei, dass die Trainerinnen bzw. Trainer nicht die angezielte Selbstverstärkung durch Fremdverstärkung ersetzen.* Deshalb sollten entsprechende Hinweise nicht gleich eine Bewertung der Trainerinnen bzw. Trainer beinhalten. Je konkreter und beobachtbarer die Kriterien für kompetentes Verhalten sind, desto besser. Als Anhaltspunkte für die Rückmeldung dienen bei LARS & LISA die Merkmale selbstsicheren Verhaltens (*Just do it – I:* Folie 7.5 und Arbeitsblatt 7.5).
2. Die oder der Szenenspielende äußert vorwiegend Kritik. Eine sehr erfolgreiche Strategie zum Umgang damit besteht darin, die Kritik in Vorsätze umzuformulieren („Du willst also versuchen, beim nächsten Mal stärker darauf zu achten, dass ...“ – „Was ist also dein Vorsatz?“ – „Was würdest du also beim nächsten Mal gern anders machen?“). Durch ein solches Vorgehen wird der Unterschied zwischen *selbstabwertender Kritik* (aus der man nichts lernen kann) und einem *Vorsatz* (von dem man profitieren kann) nicht nur deutlich aufgezeigt, sondern die Jugendlichen können den Unterschied praktisch selbst erfahren.
3. Die oder der Szenenspielende äußert positives Feedback, ist aber wenig konkret („Da habe ich mich gut verhalten.“ – „Das fand ich prima.“). Solche Feedbacks sind zwar besser als nichts und besser als Kritik, sollten aber im Laufe der Zeit zugunsten differenzierterer Rückmeldungen abgebaut werden. Die Trainerinnen bzw. Trainer sollten diesen Prozess durch Nachfragen unterstützen („Was genau fandest du hier gut?“ – „Was war es genau, was dir an deinem Verhalten hier gefallen hat?“).

Hat die oder der Szenenspielende während des Feedbacks Kritik geäußert, werden diese Punkte als Vorsätze möglichst verhaltensnah formuliert und *maximal zwei dieser Vorsätze als Verbesserungsziele für das zweite Szenenspiel ausgewählt.*

Zweites Szenenspiel

Grundsätzlich entspricht der Ablauf dem des ersten Szenenspiels. Folgende Punkte sollten dabei allerdings zusätzlich beachtet werden:

1. In der Regel gelingt jedes Szenenspiel im zweiten Durchgang besser als im ersten. Die Erwartung geht allerdings oft in die entgegengesetzte Richtung (es wird z.B. oft befürchtet, dass beim zweiten Mal die Spontaneität fehle). Gerade deshalb ist *die Erfahrung wichtig, dass auch soziales Verhalten durch Üben und konkrete Vorsätze effektiver und befriedigender gestaltet werden kann.* Aus diesem Grund sollten die Trainerinnen bzw. Trainer *immer* auf *eine zweite Durchführung des Szenenspiels drängen* (auch wenn die oder der Szenenspielende sich sträubt) und höchstens in den Fällen davon Abstand nehmen, in denen das erste Szenenspiel in allen Belangen „perfekt“ war und eine weitere Verbesserung wirklich nicht mehr zu erwarten ist.
2. Damit die oder der Szenenspielende im zweiten Szenenspiel tatsächlich einen Fortschritt sehen kann, muss eine Steigerung der Schwierigkeit im zweiten Durchgang auf jeden Fall vermieden werden. Auch die oder der Mitspielende sollte darauf noch einmal ausdrücklich hingewiesen werden. Von dieser Regel darf höchstens dann abgesehen werden, wenn eine Szenenspielerin oder ein Szenenspieler ganz nachdrücklich eine Schwierigkeitserhöhung fordert.

Zweites Feedback

Der Ablauf der zweiten Feedbackphase entspricht dem der ersten, wobei die Umsetzung der konkreten Vorsätze und die hierdurch erreichte Verbesserung im Mittelpunkt des Feedbacks stehen. Äußert die oder der Szenenspielende hier immer noch Kritik, kann das Szenenspiel ein weiteres Mal wiederholt werden, obwohl es in der Praxis schwierig sein wird, das durchzusetzen.

4.6.2 Verstärkung für unangemessenes Verhalten

Eine für die Trainerinnen bzw. Trainer schwierige Situation kann dann entstehen, wenn Szenenspielende für Verhaltensweisen verstärkt werden, die den Zielvorgaben nicht entsprechen, wie z. B. aggressives Verhalten (Fiedler, 2005). Verstärkt eine Trainerin oder ein Trainer jetzt die Szenenspielerin bzw. den Szenenspieler, wird diese bzw. dieser in ihren bzw. seinen unangemessenen Verhaltensweisen bestätigt. Außerdem können die Trainerinnen und Trainer dadurch, vor allem bei den übrigen Teilnehmenden, ihre Glaubwürdigkeit verlieren. Bringt eine Trainerin oder ein Trainer globale, ärgerliche oder sanktionierende Kritik vor, so widerspricht dies einer fehlerfreundlichen, akzeptierenden Grundhaltung, die notwendige Voraussetzung für Szenenspiele ist. Solche von der Trainerin bzw. dem Trainer eingebrachte, nicht konstruktive Kritik kann für manche Szenenspielende außerordentlich belastend sein, auch wenn eine „coole" Fassade dies nicht vermuten lässt.

Eine allgemeingültige Regel, wie in solchen Situationen verfahren werden sollte, lässt sich kaum formulieren. Die Trainerinnen und Trainer sollten im konkreten Fall abwägen, welche der mit der jeweiligen Lösung verbundenen Gefahren sie als geringer einschätzen, und zunächst versuchen, durch *differenzielle Verstärkung – Ignorieren unerwünschter und gezieltes Verstärken angemessener Selbstbewertungen* – zum Erfolg zu kommen. Erweist es sich dennoch einmal als unumgänglich, Kritik zu äußern, sollte diese so formuliert sein, dass die oder der Szenenspielende sie auch wirklich annehmen kann. *Es ist wirkungsvoller und modellhaft für soziale Kompetenz, wenn eine Trainerin oder ein Trainer in solchen Situationen von ihren bzw. seinen eigenen Empfindungen während des Szenenspiels berichtet* („Ich habe gemerkt, dass ich richtig wütend wurde, als du ...") *statt die Kritik in Form einer „Du-Äußerung" zu formulieren.* Auf die gleiche Weise kann man auch versuchen, der oder dem Szenenspielenden ein angemesseneres Verhalten nahezubringen (z. B. „Ich könnte mir vorstellen, dass deine Mitspielerin sich weniger verletzt gefühlt hätte, wenn du hier ... gesagt hättest.").

4.7 Verhalten der Trainerinnen und Trainer

Wir haben uns bemüht, eine klare Struktur der Sitzungen darzustellen sowie umfangreiche, möglichst konkrete und praxisbezogene Hilfestellungen für die Durchführung zu geben (z. B. in Form vieler Beispiele und Formulierungsvorschläge, die aus unseren Erfahrungen in der Durchführung von LARS & LISA resultierten). Wie bei solchen Manualen üblich, richtet sich LARS & LISA an Trainerinnen und Trainer, die über bestimmte Grundkenntnisse verfügen. Neben Erfahrung im Umgang mit Jugendlichen sowie Kenntnissen zu den theoretischen Grundlagen der kognitiven Verhaltenstherapie und sozialen Kompetenztrainings wird von praktischen Erfahrungen mit den entsprechenden Techniken bei den Trainerinnen und Trainern ausgegangen.

Die Forschung konnte zeigen, dass sich bestimmte Verhaltensweisen der Trainerinnen und Trainer besonders förderlich auf die positiven Effekte eines Trainings auswirken (Fiedler, 2005). Gerade die Arbeit mit Jugendlichen erfordert eine besondere Berücksichtigung dieser Grundregeln. Deshalb werden sie im Folgenden aufgeführt. Als Trainerin oder Trainer sollten Sie versuchen, diese Grundregeln während der Durchführung des Programms im Auge zu behalten, auch wenn einige dieser Regeln ungewöhnlich sein sollten:

1. Bemühen Sie sich um ein *hohes Maß an Zieltransparenz,* d. h., erklären Sie immer, was das Ziel eines Vorgehens ist.
2. Begründen Sie Ihr Vorgehen theoretisch und kündigen Sie es an, damit die Jugendlichen es nachvollziehen können.
3. Beachten Sie, dass es einen Unterschied zwischen Wissensfragen und der Darstellung persönlicher Dinge gibt. *Bei Wissensfragen können Jugendliche direkt nach einer Antwort gefragt werden, während sie in Bezug auf eigene Anteile nicht direkt und ungefragt angesprochen werden sollten* (z. B. regelmäßige Motivierungsversuche nicht motivierter Jugendlicher wie „XY, was denkst du dazu?").
4. Wenn eine Jugendliche oder ein Jugendlicher eine falsche oder unpassende Antwort gegeben hat, fragen Sie nach, wie sie bzw. er darauf kommt bzw. lassen Sie die Jugendliche oder den Jugendlichen ihre Meinung genauer erklären. Das umgeht die demotivierende Antwort „Falsch!" und ermöglicht es, richtige Ansätze herauszuarbeiten. Neben einem positiveren Umgang mit der oder dem einzelnen Jugendlichen können so Brücken zu den richtigen bzw. gewünschten Antworten gebaut werden, von denen alle Teilnehmenden profitieren.

5. Wenn eine Jugendliche oder ein Jugendlicher etwas Richtiges bzw. Sinnvolles beigetragen hat, sollte sie bzw. er *unmittelbar* verstärkt werden (z. B. „Richtig!“, „Das war gut!“). Darüber hinaus ist es günstig, eine richtige Antwort noch einmal für alle zu wiederholen, damit mehr Jugendliche diese Antwort mitbekommen, da nicht damit zu rechnen ist, dass alle immer aufpassen. Auch im Falle von richtigen Antworten sollte die oder der Jugendliche gefragt werden, wie sie bzw. er darauf kommt bzw. sie oder er sollte die eigene Meinung genauer erklären. Dies erlaubt es der Gruppe, zu verstehen, wie diese oder dieser Jugendliche auf diese Antwort kam, was die Modellierung eines „korrekten“ Denkprozesses erlaubt.
6. Lassen Sie keine direkten oder unterschwelligen Aggressionen der Jugendlichen untereinander zu!
7. Solidarisieren Sie sich immer mit der momentanen Außenseiterin bzw. dem momentanen Außenseiter der Gruppe.
8. Beachten Sie bitte: LARS & LISA darf und soll immer auch Spaß machen!
9. *Loben* Sie eine Jugendliche bzw. einen Jugendlichen, die bzw. der etwas tut, das förderungswürdig ist. Hierbei sollte *konkret* benannt und hervorgehoben werden, was die *Ursache des Lobes* ist (z. B. „Richtig XY, Korbleger beim Basketballtraining sind ein guter Vergleich zu Szenenspielen!“). Detailliertes Lob ist besser dafür geeignet, um ein bestimmtes Verhalten zu verstärken, als allgemeine Zustimmung. Lob sollte *zeitlich nahe* zu dem erwünschten Verhalten und *konsistent* bei möglichst jedem Auftreten des erwünschten Verhaltens erfolgen. Beachten Sie bitte bei der Verteilung von Lob, dass die *Mitarbeit* oft wichtiger ist als die richtige Antwort bzw. der Erfolg. Eine gute Möglichkeit des Lobes ist es, die Äußerung bzw. das erwünschte Verhalten der oder des entsprechenden Jugendlichen verbal zu wiederholen (z. B. „Das ist richtig! Ein Merkmal eines Runterziehers ist das Wort ‚niemand‘!“).

Irritationen und Störungen im Gruppengeschehen sollten nach dem Prinzip „Störungen haben Vorrang“ direkt angesprochen und bearbeitet werden. Solche Störungen wahrzunehmen und darauf zu reagieren ist eine der wichtigsten Aufgaben der Trainerin bzw. des Trainers, die bzw. der gerade nicht damit beschäftigt ist, Inhalte zu vermitteln. Hier ist das Regel- und Vereinbarungsposter, welches zu Beginn erstellt wird, hilfreich. Zum einen kann bei Verstößen auf die entsprechenden Verhaltensregeln und Vereinbarungen verwiesen, zum anderen können bei Bedarf zusätzliche Vereinbarungen mit aufgenommen werden.

Zu beachten ist, dass die Jugendlichen häufig irgendwann beginnen „auszutesten“, welches Verhalten von den Trainerinnen bzw. Trainern toleriert wird. Dieses Austesten sollte offen thematisiert werden, muss aber ggf. durch das Setzen von Grenzen vonseiten der Trainerinnen bzw. Trainer beendet werden. Entsprechend ist es im Sinne der Förderung der Einhaltung der hier aufgestellten Verhaltensregeln und Vereinbarungen manchmal notwendig, Disziplinierungsmaßnahmen durchführen zu können, z. B. auch bei störenden Jugendlichen, um so den anderen Teilnehmenden die Möglichkeit zu geben, vom Programm zu profitieren.

Hieraus folgt, dass zu Beginn von LARS & LISA *explizite Verhaltensregeln und Vereinbarungen* aufgestellt werden und diese *konsistent*, d. h. in jedem Fall, und *sofort* durchgesetzt werden. Geschieht das nicht oder wird mit einer Durchsetzung der Verhaltensregeln und Vereinbarungen zu lange gewartet, führt das häufig zum Empfinden von Ungerechtigkeit und Reaktanz aufseiten der Jugendlichen oder zu ungünstigen Gruppenprozessen, da die Jugendlichen nicht verstehen, warum die Trainerinnen bzw. Trainer einmal auf einen Verstoß der Verhaltensregeln und Vereinbarungen reagieren und warum ein anderes Mal keine Reaktion erfolgt. Der ungünstigste Fall ist, dass *Konsequenzen angekündigt* werden, diese *aber nicht erfolgen*. So lernen die Jugendlichen schnell die Verhaltensregeln und Vereinbarungen zu ignorieren und die Äußerungen der Trainerinnen bzw. Trainer nicht ernst zu nehmen. Solche Ankündigungen von Strafe können sogar eine Art Herausforderung für die Jugendlichen sein und sie dazu verleiten, noch weiter zu gehen, um zu sehen, was dann passiert („austesten“).

Es geht hier letztlich auch um das Selbstverständnis der Trainerinnen bzw. Trainer. Obwohl sie bemüht sein sollten, eine möglichst offene und warme Atmosphäre zu schaffen, sind sie auch Autoritätspersonen, die eine Gewähr der Regeln ermöglichen sollen. Dies scheint nur auf den ersten Blick ein Widerspruch zu sein: Die Jugendlichen in den Gruppen, in denen wir LARS & LISA durchgeführt haben, haben wiederholt von den Trainerinnen bzw. Trainern ein konsequentes Handeln verlangt. Diese Erfahrung steht auch in Übereinstimmung mit den Ergebnissen zur autoritativen Erziehung aus der Pädagogischen Psychologie. So ist bei Verstößen gegen die Verhaltensregeln und Vereinbarungen wichtig, dass die Trainerinnen bzw. Trainer nicht nur hervorheben, was die Jugendlichen unterlassen sollen, sondern auch betonen, was die Jugendlichen stattdessen tun sollen.

Allgemein lässt sich sagen, dass die Befolgung von Anweisungen durch die Jugendlichen in großem Maße davon abhängt, wie Sie als Trainerin oder Trainer die Anweisungen geben. Bei Anweisungen an einzelne Jugendliche müssen Sie zunächst die Aufmerksamkeit der oder des Jugendlichen gewinnen. Hierzu gehen Sie – nicht bedrohlich – *nahe an die betreffende Person heran, sprechen* sie direkt *mit Namen an,* sagen ihr, *was* das Problem ist, und beschreiben kurz, *warum* ihr Verhalten ein Problem ist. Abschließend empfehlen Sanders, Markie-Dadds und Turner (2000) zu beschreiben, *was diese Person stattdessen tun soll* (z.B. „XY! Du führst schon seit einiger Zeit Nebengespräche mit deinen Nachbarinnen. Das lenkt euch ab und erhöht den Lärmpegel. Sei bitte ruhig und konzentriere dich auf den Inhalt der Gruppe!"). Geben Sie der oder dem Jugendlichen etwas Zeit zu reagieren. Warten Sie einen Augenblick, in dem Sie in der Nähe dieser Person bleiben und sie beobachten. Wenn sie Ihrer Anweisung folgt, loben Sie sie dafür; wenn sie nicht innerhalb von 5 Sekunden (kurze Zeitspanne, um keinen Machtkampf entstehen zu lassen) reagiert, wiederholen Sie Ihre Anweisung („Sei bitte ruhig und konzentriere dich auf den Inhalt der Gruppe!"). Wenn die oder der Jugendliche dann immer noch nicht reagiert, reagieren Sie *sofort* mit einer Konsequenz (gelbe oder rote Karte; vgl. Abschnitt 5.1.8).

Wenn die Jugendlichen nicht auf eine Anweisung reagieren, kann das auch an der Art liegen, wie die Anweisung vorgebracht wurde (Sanders et al., 2000):

- *Zu viele Anweisungen:* Jede erteilte Anweisung stellt für die Jugendlichen eine Möglichkeit dar „ungehorsam" zu sein. Werden zu viele Verhaltensregeln und Vereinbarungen vereinbart, besteht die Gefahr, dass die Jugendlichen das Gefühl bekommen, es den Trainerinnen bzw. Trainern nicht recht machen zu können.
- *Zu wenige Anweisungen:* Jugendliche erscheinen manchmal ungehorsam, weil sich niemand die Zeit genommen hat, klare Anweisungen zu geben. Häufig ist nicht explizit und klar, was von ihnen erwartet wird.
- *Zu harte Anweisungen:* Jugendliche können auch ungehorsam erscheinen/werden, wenn zu viel von ihnen erwartet wird und sie überfordert werden.
- *Zu ungenaue Anweisungen:* Niemand ist in der Lage, Anweisungen zu befolgen, die sehr ungenau formuliert sind. Formulierungen wie „(Name)!" oder „Sei nicht so laut!" bzw. Anweisungen in Frageform („Möchtest du das an die Tafel schreiben?") sind Beispiele für solche unpräzisen Anweisungen. Gerade eine Anweisung in Frageform bietet die Wahlmöglichkeit, diese Anweisung zu befolgen oder nicht. Entsprechend muss man darauf vorbereitet sein, dass die oder der betroffene Jugendliche mit einer Verweigerung reagiert.
- *Körpersprache, die der Anweisung widerspricht:* Manchmal widerspricht die Körpersprache der verbalen Kommunikation. Wenn eine Trainerin oder ein Trainer z.B. lacht oder lächelt und gleichzeitig eine Jugendliche oder einen Jugendlichen auffordert, etwas zu unterlassen, kann dies zur Verweigerung der Anweisung führen, weil die oder der Jugendliche die Anweisung nicht ernst nimmt.

Wird LARS & LISA in einem Rahmen durchgeführt, in dem die Trainerinnen bzw. Trainer aufgrund ihrer Position keine Maßnahmen zur Einhaltung der Verhaltensregeln und Vereinbarungen durchsetzen können, ist es sinnvoll, die Möglichkeiten hierfür vor Beginn der Durchführung von LARS & LISA mit der Institution (z.B. Schule bzw. Klassenlehrerin oder -lehrer) abzustimmen und die vereinbarten Konsequenzen für Verstöße gegen Verhaltensregeln und Vereinbarungen den Jugendlichen klar darzustellen. Hierbei sollte das Prinzip des „Timeout" eine zentrale Position einnehmen. So kann beispielsweise vereinbart werden, dass, wer eine „gelbe Karte" bekommt, für 2 Minuten den Raum verlassen muss. Es geht darum, der oder dem betreffenden Jugendlichen die – möglicherweise positive – Aufmerksamkeit der anderen Gruppenteilnehmenden für eine kurze und genau definierte Zeit zu entziehen. Um keine positive Verstärkung durch das Timeout zu erzeugen, sollte kontrolliert werden, ob die oder der Betreffende nicht (heimlich) z.B. ein Handy mitnimmt. Die Konsequenz beim Erhalten einer „roten Karte" muss jeweils mit relevanten Personen in der Institution (z.B. Klassen- oder Schulleitung) vereinbart werden und die Jugendlichen müssen informiert sein, welche Maßnahmen eine rote Karte nach sich zieht.

Eine weitere wichtige Funktion der Trainerinnen bzw. Trainer ist die des „Coping-Modells". Das bedeutet, dass sie den Jugendlichen nicht zeigen, wie man alles richtig macht („Mastery-Modell"), sondern ähnliche Probleme zugeben und demonstrieren, wie sie diese lösen. Ein Mastery-Modell wird oft nicht als hilfreich empfunden, sondern führt eher zu einem Gefühl der Überforderung und Inkompetenz. Ein Coping-Modell hingegen zeigt eigene Schwächen und Strategien, um diese zu bewältigen. Dies motiviert die Jugendlichen, es ebenfalls mit den gleichen Methoden zu versuchen.

4.8 Muntermacher

Gerade in den stärker theoretisch orientierten Sitzungen kann es vorkommen, dass die Jugendlichen angespannt, unruhig oder demotiviert reagieren. In der Praxis hat es sich als hilfreich erwiesen, dann 5 Minuten Pause zu machen und ein kleines Auflockerungsspiel oder einen „Muntermacher" einzuschieben. Da diese Spiele auch die Atmosphäre in der Gruppe und zwischen den Gruppenmitgliedern verbessern, bietet es sich an, dass die Trainerinnen bzw. Trainer, wenn möglich, mitspielen. Auch können so Außenseiterinnen und Außenseiter besser integriert werden. Die Trainerinnen bzw. Trainer können das Spiel beginnen, sodass die Jugendlichen weniger Hemmungen haben. Einige Vorschläge für solche Muntermacher werden im Folgenden aufgezählt.

4.8.1 Zublinzeln

Alle stellen sich paarweise im Kreis auf. Wer hinten steht, muss die Hände auf den Rücken halten. Eine Person steht allein und muss sich jemanden heranblinzeln. Die angeblinzelte Person rennt sofort los, wenn die oder der hinter ihr Stehende nicht schneller ist und sie festhält. Gelingt es, zu der freien Mitspielerin bzw. dem freien Mitspieler zu laufen (die oder der Hintere darf den Platz nicht verlassen), so ist die bzw. der ehemalige Hintere mit Zublinzeln an der Reihe. Ansonsten kommt die Person, die vorne stand, in die Mitte.

4.8.2 Drachenfangen

Es bilden sich zwei gleich große Drachen, indem sich die Spielenden hintereinander aufstellen und jeder seine Hände auf die Schultern der vor ihm stehenden Person legt. Die erste Person ist der Kopf des Drachens, die letzte der Schwanz. Diese bekommt ein Tuch hinten in die Hose gesteckt. Der Drache darf auf keinen Fall auseinanderfallen, d.h., die Mitspielenden dürfen sich nicht loslassen, sonst hat die jeweilige Gruppe verloren. Die beiden Drachen kämpfen nun gegeneinander und versuchen, sich gegenseitig das Schwanztuch herauszuziehen. Der Drache, dem dies als erstes gelingt, ist Sieger.

Material: zwei Tücher

4.8.3 Klapperschlangen

Zuerst bilden die Spielenden eine Schlangengrube, indem sie sich alle im Kreis aufstellen. Dann wählen sie zwei Schlangen aus, denen die Augen verbunden und eine Klapper in die Hand gedrückt wird. Eine Schlange muss nun versuchen, die andere zu fangen. Um die Position der anderen Schlange zu orten, braucht eine nur mit ihrer Klapper zu rasseln, worauf die andere sofort zurückrasseln muss. Die Verfolgerschlange darf jedoch insgesamt nur fünfmal rasseln, um ihre Beute zu orten, während die verfolgte Schlange so oft klappern darf, wie sie sich traut.

Die Spielenden im Kreis schauen nicht nur darauf, dass keine der Klapperschlangen die Grube verlässt, sie helfen der verfolgenden Schlange auch, zu zählen, wie oft sie schon gerasselt hat, und rufen den Schlangen allerlei Zaubersprüche zu. Sie können sich auch im Kreis bewegen und die Schlangengrube größer oder kleiner machen.

Material: zwei Tücher und zwei Klappern (Blechdosen mit kleinen Steinchen sind sehr geeignet)

4.8.4 Körperknobeln

Beim Körperknobeln geht es darum, dass sich in der jeweiligen Gruppe die Mitspielenden für eine von drei vorgegebenen Figuren entscheiden. Das Spiel funktioniert nach dem Prinzip „Schere, Stein, Papier". Die Figuren sind:

- Tiger (Arme hoch, evtl. auch fauchen oder brüllen),
- Samurai (Arm nach vorne, wie wenn man ein Schwert nach vorne stößt),
- altes Mütterchen (auf einen fiktiven Stock gestützt, zitternd in kleinen Schritten nach vorne trippeln).

Hierbei frisst der Tiger das Mütterchen, der Samurai ersticht den Tiger, das Mütterchen gewinnt gegen den Samurai, da dieser hohen Respekt vor ihrem Alter hat.

Die Gruppe bildet zwei Subgruppen. Beide Gruppen treten gegeneinander an. Es gibt drei Runden. In jeder Runde überlegt sich die Gruppe eine Figur, die sie darstellen will, und auf Kommando machen beide Gruppen ihre Figur einander vor. Gewonnen hat die Gruppe, die am Ende die meisten Punkte hat.

4.8.5 Zählen

Alle Mitspielenden sitzen im Kreis und haben die Augen geschlossen. Ziel ist, dass die Gruppe laut bis 20 zählt, wobei vorher keine Reihenfolge bestimmt wird. Jede und jeder Mitspielende darf dabei nur eine Zahl weiter zählen.

4.8.6 Wortkette

Alle sitzen im Kreis. Eine Person hat einen weichen Gegenstand, den sie werfen kann (z. B. Wollknäuel, weicher Ball etc.). Sie bildet ein zusammengesetztes Wort wie „Aufzugstür“ oder „Fußball“. Sie wirft den Gegenstand einer anderen Person zu, und diese muss ein neues zusammengesetztes Wort bilden, indem sie den ersten Teil weglässt und hinten ein neues Wort anhängt, z. B. „Türgriff“ oder „Ballträger“. Die Aufgabe ist es, den Knäuel nicht länger als 3 Sekunden in der Hand zu halten.

Material: weicher Gegenstand zum Werfen, z. B. Wollknäuel, weicher Ball etc.

4.8.7 Obstsalat

Alle sitzen im Kreis, jede und jeder überlegt sich eine Obstsorte und nennt diese kurz. Hierbei dürfen sich mehrere Mitspielende für die gleiche Obstsorte entscheiden. Eine freiwillige Person geht in den Kreis und ihr Stuhl wird entfernt; sie ruft zwei Obstsorten. Die Mitspielenden, die den genannten Obstsorten angehören, müssen nun die Plätze tauschen, während die Person in der Mitte versucht, einen der freigewordenen Stühle zu besetzen. Wer übrigbleibt, nennt die nächsten Obstsorten. Wenn die Person in der Mitte des Kreises „Obstsalat“ ruft, müssen alle die Plätze tauschen.

4.8.8 Fragensalat

Alle sitzen im Kreis. Eine freiwillige Person geht in den Kreis und ihr Stuhl wird entfernt. Sie Kreis formuliert nun eine Aussage in der Art: „alle, die sich heute Morgen die Zähne geputzt haben“. Danach müssen alle Mitspielenden, auf die diese Aussage zutrifft, die Plätze tauschen, während die Person in der Mitte versucht, einen der Stühle zu besetzen. Wer übrig bleibt, formuliert dann die nächste Aussage, z. B. „alle, die heute blaue Jeans anhaben“ oder „alle, die gerne Fußball spielen“ etc.

4.8.9 Gemeinsam aufstehen

Alle Mitspielenden suchen sich eine Partnerin oder einen Partner. Beide setzen sich Rücken an Rücken auf den Boden und haken ihre Arme ein. Dann versuchen sie gemeinsam aufzustehen, ohne die Hände zu benutzen. Nach 1 bis 2 Minuten werden neue Partnerinnen und Partner gesucht. Später sind auch Gruppen von mehreren Personen möglich.

4.8.10 Gordischer Knoten

Es werden Gruppen von 8 oder 10 Personen gebildet. Alle stellen sich Schulter an Schulter in einen Kreis, mit dem Gesicht nach innen. Alle im Kreis schließen die Augen und strecken ihre Arme in die Mitte des Kreises. Jede und jeder sucht sich zwei fremde Hände, ohne dass beide Hände der gleichen Person oder der unmittelbar benachbarten Person gehören sollen. So entsteht ein Knoten. Dann dürfen alle die Augen öffnen, und die Gruppe beginnt, den Knoten zu lösen, ohne die Hände loszulassen.

Kapitel 5
Trainingsmanual

5.1 Erste Sitzung: Allgemeine Einführung und Kennenlernen

<table>
<tr><th colspan="2">Materialliste</th></tr>
<tr><td colspan="2">

- Ordner (Schnellhefter) für die Jugendlichen
- LARS & LISA-Aufkleber für die Jugendlichen
- großformatiges Papier für das Verhaltensregel- und Vereinbarungsposter
- gelbe und rote Karte
- Ball für Ballwurfspiel
- Folie 1.1 (Präsentation, vgl. Online-Material)
- Arbeitsblatt 1.1: Die Themen von LARS & LISA (vgl. Online-Materialien)
- Regieanweisungen für die 1. Sitzung (vgl. Online-Materialien)
- evtl. Karteikarten mit den Regieanweisungen für die Szenenspiele der Trainerinnen bzw. Trainer (müssen vorab selbst erstellt werden)
- Laptop und Beamer oder Overhead-Projektor
- ggf. Folienstifte
- dicke Filzstifte

</td></tr>
<tr><th colspan="2">Ziele der Sitzung</th></tr>
<tr><td colspan="2">

- Berührungsängste abbauen
- gemeinsam Verhaltensregeln und Vereinbarungen erarbeiten
- kooperative Arbeitsatmosphäre schaffen
- Überblick über die Inhalte von LARS & LISA vermitteln

</td></tr>
<tr><th>Inhalte und Ablauf</th><th>Zeitrahmen</th></tr>
<tr><td>

- Begrüßen und kurzes Vorstellen
- Namensschilder basteln
- Sitzkreis bilden
- Ballwurfspiel
- Ordner und Aufkleber austeilen
- gemeinsam Verhaltensregeln und Vereinbarungen erarbeiten
- Verhaltensregel- und Vereinbarungsposter (Poster 1.1) erstellen
- Konsequenzen von Nichtbeachtung der Verhaltensregeln und Vereinbarungen erläutern (erste Verwarnung = gelbe Karte, dann bei roter Karte mit der Institution vereinbarte Maßnahme diskutieren)
- Ausnahmen von der Vertraulichkeitsregel erläutern

</td><td>ca. 45 Minuten</td></tr>
<tr><td>

- Rahmen und Ziele von LARS & LISA erklären:
  - Szenenspiele der Trainerinnen bzw. Trainer
  - Folie 1.1 und Arbeitsblatt 1.1
- Sinn von Szenenspielen erläutern
- Feedback zur Einhaltung der Verhaltensregeln und zur Mitarbeit geben
- Ausblick auf die 2. Sitzung *(Set some goals)* geben

</td><td>ca. 45 Minuten</td></tr>
</table>

5.1.1 Begrüßen und kurzes Vorstellen

Wir wollen in den nächsten Wochen mit euch LARS & LISA durchführen.

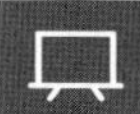

Tafel 1.1

➡ Trainerinnen bzw. Trainer schreiben ihre Namen an.

LARS steht für „**L**ust **A**n **R**ealistischer **S**icht".

LISA steht für „**L**eichtigkeit **I**m **S**ozialen **A**lltag".

Tipp: Bei Nachfrage, was „realistische Sicht" bedeutet: Es geht darum, die Dinge so zu sehen, wie sie sind – eben realistisch und nicht verzerrt durch eine „schwarze oder rosa Brille". Bei Nachfrage, was „sozial" bedeutet: Immer, wenn mindestens zwei Leute zusammen sind, ist es eine soziale Situation. Das heißt: Die meisten Situationen in unserem Leben sind „sozial".

Am Anfang jedes Treffens werden wir auf die Tafel schreiben, was wir an dem Tag erreichen wollen.

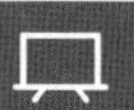

Tafel 1.2

Heutige Ziele:
- Ich weiß, was mit LARS & LISA trainiert werden kann.
- Wir lernen uns kennen.
- Wir schaffen Verhaltensregeln und Vereinbarungen für unsere Treffen hier.

➡ Das an die Tafel Geschriebene vorlesen.

5.1.2 Namensschilder basteln

Tipp: Am einfachsten lassen sich die Namensschilder mit einem DIN A4-Blatt anfertigen, schöner und stabiler wird es mit Karton. Sollen es keine Schilder zum Aufstellen sein, sind Etiketten, die sich mit den Namen beschriften lassen, eine schnelle Alternative. Auch mit rund geschnittenem Karton und Wäscheklammern lassen sich Schilder zum Anstecken herstellen.

5.1.3 Sitzkreis bilden

Es wird ein halboffener Sitzkreis gebildet; die offene Seite geht zur Tafel hin. Der Sitzkreis sollte so aufgebaut werden, dass Tafel, Beamer (ggf. Overhead-Projektor) und Poster leicht in den Unterricht mit einbezogen werden können. Die Trainerinnen bzw. Trainer setzen sich ebenfalls mit in den Halbkreis.

Bitte bildet mit euren Stühlen einen Halbkreis, sodass ihr alle gut nach vorne zur Tafel schauen könnt. Stellt eure Tische jeweils hinter euren Stühlen (außen herum) auf, sodass ihr euch nur umdrehen müsst, um sie als Unterlage benutzen zu können, wenn ihr etwas aufschreibt.

5.1.4 Ballwurfspiel

Dieses Spiel dient dazu, dass sich Jugendliche und Trainerinnen bzw. Trainer in einer lockeren Atmosphäre kennenlernen, anfangen, sich zu vertrauen, und beginnen, einen Gruppenzusammenhalt zu entwickeln.

Trainerinnen bzw. Trainer und Jugendliche stehen oder sitzen gemeinsam in einem Kreis mit genug Platz, sodass jeder einen Ball fangen und werfen kann. Vor der Sitzung schreiben die Trainerinnen bzw. Trainer Fragen auf einen aufblasbaren Ball. Der exakte Inhalt der Fragen hängt davon ab, wo LARS & LISA implementiert wird und wie gut sich die Jugendlichen bereits kennen. Beispiele für solche Fragen sind:
- Welche Hobbys hast du?
- Welche Interessen hast du?
- Was tust du gerne?
- Was ist dein Lieblingsfilm, deine Lieblingsserie?
- Welche Art von Musik, welche Interpreten/Band magst du?
- Magst du Videospiele? Welche?
- Wer ist dein Vorbild? Warum?
- Was magst du an dieser Schule/Einrichtung/Institution? Was magst du nicht so gerne?
- Was würdest du gerne werden, wenn du erwachsen bist/mit der Schule fertig bist?

Die Trainerinnen bzw. Trainer und die Jugendlichen werfen sich den Ball gegenseitig zu. Jedes Mal, wenn jemand den Ball fängt, beantwortet diese Person die Frage, auf der ihr rechter Daumen landet.

Für die Atmosphäre ist es von Vorteil, wenn *eine Trainerin bzw. ein Trainer beginnt* und etwas Persönliches über sich erzählt. Das ist nicht nur gut für die Vertrauensbildung, sondern setzt auch ein Beispiel dafür, welche Antworten angemessen sind. Entsprechend sollten die Trainerinnen bzw. Trainer sich vor der Sitzung überlegen, welche Antworten sie bereit sind, auf die Fragen zu geben.

Eine weitere Rolle der Trainerinnen bzw. Trainer ist es, dafür zu sorgen, dass jede und jeder Jugendliche den Ball ein- bis zweimal fängt, sodass alle die gleiche Chance haben, etwas über sich zu erzählen und sich als gleichwertiges Mitglied der Gruppe zu etablieren.

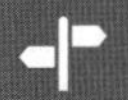

Alternative: Namensspiel

Um sich die Namen der Jugendlichen schneller merken zu können und die Atmosphäre aufzulockern, kann man die Vorstellungsrunde so gestalten, dass man gezielt nach den Vornamen und ihrer Bedeutung fragt, z. B.: Warum haben sich die Eltern für diesen Namen entschieden? Gibt es eine Geschichte dazu? Ist eine bestimmte Bedeutung oder Erwartung damit verknüpft? Welche Erfahrungen haben die Jugendlichen selbst mit ihrem Namen gemacht.

5.1.5 Ordner und Aufkleber austeilen

Wir werden euch in den folgenden Stunden immer wieder ein paar Blätter mitbringen. Damit ihr die alle zusammen habt, haben wir euch einen Ordner mitgebracht. Darin könnt ihr einheften, was wir hier zusammen erarbeiten. Dazu gibt es einen Aufkleber mit dem Logo von LARS & LISA. Klebt ihn auf euren Ordner. Wenn ihr mögt, könnt ihr Lars und Lisa gerne ganz nach eurem Geschmack gestalten und farbig ausmalen.

5.1.6 Gemeinsam Verhaltensregeln und Vereinbarungen erarbeiten

Warum brauchen wir Verhaltensregeln und Vereinbarungen?

Da wir einige Zeit miteinander verbringen werden, sollten wir besprechen, wie wir miteinander umgehen wollen. Uns ist wichtig, dass ihr euch wohl fühlt und diese Gruppe als Übungsfeld nutzen könnt, um Neues auszuprobieren. Damit das klappt, brauchen wir einige klare Regeln. Das ist ähnlich wie beim Spielen. Stellt euch vor, ihr möchtet „Mensch ärgere dich nicht" spielen, dann ist es auch gut, wenn eure Mitspielenden vorher die Regeln kennen.

Bevor wir erzählen, was wir uns überlegt haben, seid nun aber erst mal ihr dran.

Was sind eurer Meinung nach wichtige Punkte, zu denen wir Regeln und Vereinbarungen haben sollten?

Welches Verhalten ist hilfreich, sodass ihr euch wohlfühlt und mitarbeiten könnt?

Hierauf aufbauend: Auf welche Regeln und Vereinbarungen sollten wir uns hier einigen, damit ihr euch wohlfühlt und mitarbeiten könnt?

➡ Die für die Programmdurchführung nützlichen Vorschläge an der Tafel sammeln.

Gegen Ende sollten die Trainerinnen bzw. Trainer selbst vorschlagen, was von den vorgegebenen Verhaltensregeln und Vereinbarungen (vgl. Poster 1.1) von den Jugendlichen noch nicht angesprochen wurde, und diese Punkte ebenfalls mit an die Tafel schreiben.

5.1.7 Verhaltensregel- und Vereinbarungsposter erstellen

➡ Alle Vorschläge an der Tafel möglichst ordnen und in kurzen und gut merkbaren Sätzen auf das Poster schreiben.

Ziel ist es, dass die Jugendlichen möglichst viele nützliche Punkte selbst nennen. Hierbei gilt aber: Die Trainerinnen bzw. Trainer entscheiden, ob dies „sinnvolle" Regeln und Vereinbarungen sind, d. h. ob sie den Zielen des Programms dienen. Wenn dies so ist, werden die Vorschläge mit aufgenommen.

Wenn dem nicht so ist, gilt es, Sinn und Unsinn der vorgeschlagenen Verhaltensregeln und Vereinbarungen zu klären, wobei offene Provokationen mit einer kurzen und klaren Begründung, warum der Vorschlag den Zielen des Programms nicht dienlich ist, abgelehnt werden.

Um eine kollaborative Atmosphäre zu schaffen, ist es auch wichtig, dass Trainerinnen bzw. Trainer und Jugendliche den gleichen Verhaltensregeln und Vereinbarungen folgen und dass dies von Anfang an klar ist. Entsprechend sollten die Verhaltensregeln und Vereinbarungen eingeführt und formuliert werden.

Es können im Laufe des Programms auch weitere Verhaltensregeln und Vereinbarungen ergänzend hinzugefügt werden, sofern dies nötig oder wünschenswert erscheint.

Der folgende Kasten zeigt die Inhalte, die (ergänzend zu den Vorschlägen der Jugendlichen) auf dem Poster mit Verhaltensregeln und Vereinbarungen festgehalten werden sollten.

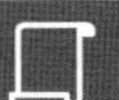

Poster 1.1

Verhaltensregeln und Vereinbarungen

Fairness:
- Wir lachen nicht übereinander
- Was hier besprochen wird, wird nicht weitererzählt (Vertraulichkeit)
- Wir respektieren uns und unsere Gefühle gegenseitig
- Die Trainerinnen bzw. Trainer behandeln jede Teilnehmerin und jeden Teilnehmer fair

Mitarbeit:
- Wir hören einander zu
- Wir probieren neue Denk- und Verhaltensweisen zunächst einmal aus, bevor wir sie kritisieren
- Wir arbeiten zusammen und unterstützen uns gegenseitig
- Die Trainerinnen bzw. Trainer nehmen aktiv teil, bringen sich und ihre Erfahrungen ein
- Alle Teilnehmenden bearbeiten die Wissenstests

Arbeitsatmosphäre:
- Es gibt keine dummen Fragen – nur dumme Antworten
- Wir lassen andere ausreden und stören uns nicht gegenseitig

Motto: Nobody is perfect – Fehler machen ist OK

Tipps: Es kann hilfreich sein, eine „Keine-Handys"-Regel hinzuzufügen. Weiterhin sollten Regeln der Institution berücksichtigt und ggf. integriert werden. Beim Punkt „Mitarbeit" kurz erklären, was „Wissenstests" sind.

Ein Wissenstest besteht aus ein paar Fragen, die ihr jeweils am Ende jeder Sitzung kurz schriftlich beantworten sollt. Wir korrigieren sie dann bis zur nächsten Stunde. So können wir sehen, wer was verstanden hat - oder auch nicht - und wissen dadurch, auf was wir eventuell in der nächsten Stunde noch einmal genauer eingehen sollten.

Tipps: Es lohnt sich, vor allem, wenn Proteste gegen bestimmte Verhaltensregeln und Vereinbarungen geäußert werden, gezielt darauf einzugehen und klar zu machen, warum die jeweilige Regel oder Vereinbarung wichtig ist. Allgemein ist es eine gute Strategie, Fragen an die Gruppe zu stellen, wie „Was denkt ihr, warum ist diese Vereinbarung wichtig?"

Bei Protesten zu Punkten des Umgangs miteinander kann man beispielsweise fragen: „Würdet ihr etwas Neues ausprobieren, wenn ihr Angst haben müsstet, euch zu blamieren - oder von den anderen in die Pfanne gehauen zu werden?"

Beim Thema Verschwiegenheit könnte man fragen: „Wie würde es dir gefallen, wenn du erfährst, dass andere über dich und das, was du hier gesagt hast, reden?"

5.1.8 Konsequenzen von Nichtbeachtung der Verhaltensregeln und Vereinbarungen erläutern

Wir haben uns auch überlegt, was wir tun, wenn jemand sich nicht an unsere Vereinbarungen hält. Sollte das passieren, bekommt die- oder derjenige - wie ihr es aus dem Sport kennt - eine gelbe oder auch eine rote Karte. (Karten zeigen.) Diese Karten gelten jeweils 1 Stunde lang. Gelb bedeutet „Verwarnung". Bekommt jemand eine gelbe Karte, heißt das, dass diese Person für 5 Minuten den Gruppenraum verlassen und still vor der Tür warten muss, bis wir sie wieder reinholen. Was passiert, wenn jemand eine rote Karte bekommt, haben wir mit [Person oder Institution, mit der die Vereinbarung getroffen wurde] abgeklärt.

➡ Hier auf die mit der Institution vereinbarte Disziplinarmaßnahme verweisen.

5.1.9 Ausnahmen von der Vertraulichkeitsregel erläutern

Es gibt ein paar Ausnahmen von der Vertraulichkeitsregel. Wir sind in solchen Fällen gesetzlich dazu verpflichtet, die Vertraulichkeitsregel zu brechen. Was denkt ihr, sind solche Situationen?

Ja, wenn jemand hier im Raum glaubhaft darstellt, dass ihr oder sein Leben, ihre oder seine Gesundheit oder Sicherheit in Gefahr ist, wenn sie oder er das Leben, die Gesundheit oder Sicherheit von jemand anderem bedroht oder wenn wir von Missbrauch erfahren. In allen diesen Fällen sind wir verpflichtet, dies zu melden. Wir gehen nicht davon aus, dass solche Situationen eintreten, aber wir möchten klarstellen, dass es Ausnahmen von der Vertraulichkeitsregel gibt.

5.1.10 Rahmen und Ziele von LARS & LISA erklären

Es geht uns darum, euch fit zu machen für die Anforderungen, die der Alltag an euch stellt. Für manche kann die Schule anstrengend sein, andere sind durch häufige Auseinandersetzungen mit den Eltern genervt und wieder andere haben vielleicht Stress mit Freunden. Jede und jeder von uns kommt manchmal in solche oder ähnliche Situationen, und dann ist es gut zu wissen, wie man damit umgehen kann. Deshalb werden wir mit euch Fertigkeiten trainieren, die euch helfen können, mit solchen Anforderungen besser fertig zu werden.

In jeder Sitzung beschäftigen wir uns mit einem bestimmten Thema. Damit ihr euch besser vorstellen könnt, was wir zusammen machen wollen, stellen wir euch die Themen jetzt genauer vor.

➡ Folie 1.1 zeigen und Arbeitsblatt 1.1 (Die Themen von LARS & LISA, vgl. Abb. 5) austeilen.

Die fünf Themen des Programms werden jeweils durch *die Trainerinnen bzw. Trainer* vorgespielt (vgl. folgende Regieanweisungen). Im Anschluss an jedes Szenenspiel sollen die Inhalte möglichst von den Jugendlichen erarbeitet und auf ihrem Arbeitsblatt eingetragen werden.

Regieanweisung – Set some goals

Situation: Zwei Freundinnen haben sich in der Eisdiele getroffen und sprechen über den bevorstehenden Schulabschluss und ihre Pläne.

Freundin 1: „Und, wie geht es bei dir weiter? Was wirst du machen?"

Freundin 2: Zuckt resigniert und mit hängendem Kopf (Blick zu Boden) die Schultern.

Freundin 1: „Na komm, du wirst doch darüber nachgedacht haben, was du tun willst, oder?"

Freundin 2: Zögernd und abwehrend: „Ist doch nicht so wichtig, erzähl lieber mal du, klappt das mit Australien?"

Freundin 1: „Ja, echt super, mein Flug geht nächsten Donnerstag. Ich bin schon total aufgeregt, hab' Angst, dass ich was Wichtiges vergesse oder mein Englisch so schlecht ist, dass mich dort keiner versteht, aber ich freu mich schon sehr darauf."

Freundin 2: „Mensch, ich beneide dich wirklich."

Freundin 1: „Warum das denn? Such dir doch auch eine Au-pair-Stelle und geh' für 1 Jahr ins Ausland."

Freundin 2: „Nein, ich meine nicht, dass du nach Australien gehst. Ich beneide dich darum, dass du so genau weißt, was du willst, und das auch machst."

Was denkt ihr, worum geht es bei „Set some goals"?

In der nächsten Stunde beschäftigen wir uns mit Zielen. Dabei geht es darum, zu klären, warum Ziele wichtig sind und was man beachten sollte, um die eigenen Ziele auch erreichen zu können.

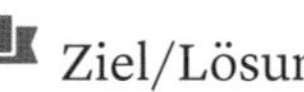 Ziel/Lösung für Arbeitsblatt 1.1:
- Warum sind eigene Ziele wichtig?

Regieanweisung – Magische Spirale

Trainerin/Trainer 1: Schaut Trainerin/Trainer 2 interessiert und aufmerksam an. Dabei darauf achten, sich nicht aggressiv und/oder herausfordernd zu verhalten.

Trainerin/Trainer 2: Bemerkt, dass sie/er angeguckt wird und denkt laut: „Was guckt die/der denn so? Die/der hat bestimmt was gegen mich. Dabei habe ich ihr/ihm doch nichts getan. Mensch, das nervt mich." Geht auf Trainerin/Trainer 1 zu und fragt mit wütender Stimme: „Was guckst du denn so blöd!?"

Was denkt ihr, worum geht es bei der „Magischen Spirale"?

In der nächsten Stunde wollen wir uns mit der Magischen Spirale beschäftigen. Ziel ist es, zu erkennen, dass sich Gedanken, Gefühle und Verhalten gegenseitig beeinflussen, wie das funktioniert und was das für uns persönlich bedeutet.

Ziel/Lösung für Arbeitsblatt 1.1:
- Wie beeinflussen sich Gedanken, Gefühle und Verhalten gegenseitig?
- Was bedeutet das für uns?

Arbeitsblatt 1.1

Die Themen von LARS & LISA

© Klaus Gehrmann

Set some goals

Warum sind eigene Ziele wichtig?

Magische Spirale

Wie beeinflussen sich Gedanken, Gefühle und Verhalten gegenseitig?

Was bedeutet das für uns?

Think Tank

Was sind realistische, hilfreiche Gedanken und wie können wir sie nutzen?

Was sind unrealistische, handlungsblockierende Gedanken und wie können wir sie vermeiden?

Just do it

Wodurch zeichnet sich unsicheres, aggressives, passiv-aggressives und selbstsicheres Verhalten aus?

Wie vertritt man die eigenen Interessen selbstsicher und situationsangemessen?

Making contact

Wie lernt man neue Leute kennen?

Wie kann man Kontakte knüpfen und aufrechterhalten?

Abbildung 5: Arbeitsblatt 1.1: Die Themen von LARS & LISA (mit Lösungen)

Regieanweisung – Think Tank

Situation:

Mofaprüfung – zwei verschiedene Prüflinge

1. Szenenspiel

Trainerin/Trainer 1: Sitzt auf einem Mofa und denkt laut: „Oh je, dass schaffe ich nie! Ich habe Angst!" Versucht anzufahren, würgt den Motor ab und sagt: „Shit, ich habe es ja gleich gewusst."

2. Szenenspiel

Trainerin/Trainer 2: Sitzt auf einem Mofa und denkt laut: „Oh je, dass schaffe ich nie! Ich habe Angst!" Nach einer kleinen Verzögerung denkt sie/er laut: „Was heißt schon nie, es ist schließlich noch kein Meister vom Himmel gefallen, ich probiere es jetzt einfach mal. Wäre mir echt peinlich, wenn es schief ginge. Aber was soll das, dann versuche ich es eben noch einmal." Fährt an, etwas wacklig zwar, und fährt aus der Szene.

Was denkt ihr, worum geht es bei „Think Tank"?

Bei *Think Tank* beschäftigen wir uns mit unseren Gedanken. Mit manchen Gedanken bauen wir uns selbst auf, d.h., sie machen uns Mut und geben uns Kraft. Mit anderen Gedanken werten wir uns selbst ab, d.h., manchmal können uns unsere eigenen Gedanken ganz schön fertig machen. Deshalb lohnt es sich, diese Gedanken genauer zu betrachten und uns zu überlegen, wie wir Gedanken, die realistisch und hilfreich für unser Handeln sind, nutzen und unrealistische Gedanken, die unser Handeln blockieren, vermeiden können.

 Ziel/Lösung für Arbeitsblatt 1.1:

- Was sind realistische, hilfreiche Gedanken und wie können wir sie nutzen?
- Was sind unrealistische, handlungsblockierende Gedanken und wie können wir sie vermeiden?

Regieanweisung – Just do it

Situation:

Trainerin/Trainer 1 = Verkaufsperson

Trainerin/Trainer 2 = Kundin/Kunde, die/der ein T-Shirt gekauft hat, das ein Loch hat, und dieses deshalb umtauschen will

1. Szenenspiel – unsicheres Verhalten

Verkaufsperson: Steht an einem Regal und sortiert Hemden.

Kundin/Kunde: Betritt den Laden, schaut sich um und geht zögernd auf die Verkaufsperson zu. Steht eine Weile schweigend und mit gebeugter Körperhaltung da, bis sie/er die Verkaufsperson mit leiser Stimme und ohne ihn anzuschauen anspricht: „Entschuldigung bitte ..."

Verkaufsperson: Reagiert nicht bzw. ignoriert die Kundin bzw. den Kunden und sortiert weiter.

Kundin/Kunde: Spricht die Verkaufsperson noch einmal an: „Entschuldigen Sie bitte ..."

Verkaufsperson: Wirft einen kurzen Blick auf die Kundin bzw. den Kunden und sagt in genervtem Tonfall: „Was ist?!"

Kundin/Kunde: „Ich habe dieses T-Shirt bei Ihnen gekauft. Es hat ein Loch. – PAUSE – Könnte ich es vielleicht umtauschen?"

Verkaufsperson: Mit abweisender Stimme und genervtem Tonfall: „Das geht nicht!" – Dreht sich um und sortiert weiter.

Kundin/Kunde: Schaut deprimiert, steht noch eine Weile unentschlossen da und geht dann.

2. Szenenspiel – aggressives Verhalten

Verkaufsperson: Steht an einem Regal und sortiert Hemden.

Kundin/Kunde: Betritt den Laden, schaut sich suchend um und geht schnell auf die Verkaufsperson zu, ruft schon aus großer Entfernung laut und wütend: „Was verkaufen Sie denn hier für einen Schrott! Das können Sie vielleicht mit anderen machen – aber nicht mit mir!"

Verkaufsperson: Schaut etwas irritiert zur Kundin bzw. zum Kunden und fragt: „Worum geht es überhaupt?"

Kundin/Kunde: Schnauzt die Verkaufsperson mit lauter Stimme an: „Sie haben mir ein kaputtes T-Shirt verkauft!"

Verkaufsperson: Lauter und in aggressivem Ton: „Wer sagt mir, dass du es nicht selbst kaputt gemacht hast?"

Kundin/Kunde: Brüllt: „Das ist ja wohl die Höhe – Sie haben doch einen an der Waffel!"

Verkaufsperson: „Pass auf, was du sagst – in dem Tonfall läuft hier gar nichts und jetzt verschwinde oder du kriegst Hausverbot und ich lass' dich rauswerfen."

3. Szenenspiel – passiv-aggressives Verhalten

Verkaufsperson: Steht an einem Regal und sortiert Hemden.

Kundin/Kunde: Betritt den Laden, schaut sich um und geht zögernd auf die Verkaufsperson zu. Steht eine Weile schweigend und mit verschränkten Armen da und spricht schließlich die Verkaufsperson mit einem sarkastischen „Schönen Tag" an.

Verkaufsperson: Schaut mit einem Lächeln zur Kundin bzw. zum Kunden und fragt: „Guten Tag. Was kann ich für Sie tun?"

Kundin/Kunde: Sagt in sarkastischem Ton und mit rollenden Augen: „Ich habe dieses tolle T-Shirt gekauft!"

Verkaufsperson: Sagt mit freundlicher Stimme: „Ja, wir verkaufen die auch. Die Sachen dieser Marke sind von sehr guter Qualität."

Kundin/Kunde: Seufzt und sagt in sarkastischem Tonfall: „Klar! Es ist kaputt!"

Verkaufsperson: Verwirrt: „OK!? ..."

Kundin/Kunde: Nimmt das T-Shirt vom Tresen, dreht sich um und verlässt den Laden, sagt dabei zu sich selbst: „Ist halt ein Ramschladen hier!"

4. Szenenspiel – selbstsicheres Verhalten

Verkaufsperson: Steht an einem Regal und sortiert Hemden.

Kundin/Kunde: Betritt den Laden, schaut sich kurz um und geht dann zielstrebig auf die Verkaufsperson zu, bis sie/er direkt neben ihr steht und sagt freundlich, aber bestimmt: „Guten Tag – können Sie sich noch an mich erinnern? Ich habe gestern dieses T-Shirt hier bei Ihnen gekauft und erst zu Hause gemerkt, dass es ein Loch hat. Ich möchte es deshalb umtauschen." Reicht der Verkaufsperson das Shirt.

Verkaufsperson: Nimmt es, schaut sich mit kritischem Blick das Loch im T-Shirt an und murmelt: „Gestern? – Hast du den Kassenzettel dabei?"

Kundin/Kunde: „Ja, Sekunde, den müsste ich haben." Nimmt den Geldbeutel aus der Hose, sucht den Kassenzettel und gibt ihn der Verkaufsperson.

Verkaufsperson: „Okay, warte kurz hier, ich hole dir ein anderes."

Was denkt ihr, worum geht es bei „Just do it"? (unsicheres, aggressives, passiv-aggressives, selbstsicheres Verhalten)

Bei *Just do it* geht es darum, wie man mit anderen Menschen umgeht und wie man die eigenen Interessen selbstsicher und situationsangemessen vertreten kann. Das ist manchmal gar nicht so leicht. Es kann sein, dass wir uns unsicher verhalten oder aggressiv werden. Aber selbstsicheres Verhalten kann man trainieren.

Ziel/Lösung für Arbeitsblatt 1.1:
- Wodurch zeichnet sich unsicheres, aggressives, passiv-aggressives und selbstsicheres Verhalten aus?
- Wie vertritt man die eigenen Interessen selbstsicher und situationsangemessen?

Regieanweisung – Making contact

Trainerin/Trainer 1: Schaut immer wieder verstohlen zu Trainerin/Trainer 2.

Trainerin/Trainer 2: Blickt ebenfalls immer wieder zu Trainerin/Trainer 1 hinüber. Ihre Blicke treffen sich kurz, beide lächeln.

Trainerin/Trainer 1: Denkt laut: „Die/den würde ich tierisch gerne kennenlernen – bloß wie?" – Pause – Sieht nachdenklich drein und hat plötzlich eine Idee: „Ja, genau – das ist es!" Geht auf Trainerin/Trainer 2 zu, lächelt sie/ihn an und sagt: „Hi, hab' ich dich nicht letzte Woche auch schon hier gesehen?"

Was denkt ihr, worum geht es bei „Making contact"?

Wir schauen uns an, was es leichter machen kann, neue Leute kennenzulernen. Stellt euch z. B. vor, ihr kommt auf eine Party und kennt noch niemanden dort. In so einer Situation ist es gut, wenn man weiß, was man tun kann, um mit jemanden ins Gespräch zu kommen. Genau das wollen wir bei *Making contact* herausfinden und trainieren.

Ziel/Lösung für Arbeitsblatt 1.1:
- Wie lernt man neue Leute kennen?
- Wie kann man Kontakte knüpfen und aufrechterhalten?

5.1.11 Sinn von Szenenspielen erläutern

Was denkt ihr, warum machen wir Szenenspiele? Warum haben wir euch die Themen von LARS & LISA vorgespielt, anstatt euch das einfach nur zu erzählen?

➡ Antworten und Ideen der Jugendlichen sammeln.

Das Durchspielen verschiedener Situationen und das Trainieren von Verhalten ist wichtig, denn das theoretische Wissen allein, wie man sich verhalten kann, nutzt gerade in Situationen, in denen man aufgeregt ist, wenig. Man muss sein Wissen auch in die Tat umsetzen können. Deshalb werden wir Verhalten und Fertigkeiten in Szenenspielen üben.

Um besser verstehen zu können, was wir meinen, stellt euch einen typischen Professor aus einem Film vor. Irgendwie ist der ein bisschen weltfremd. Er will das Skateboardfahren lernen, also geht er los und kauft sich alle möglichen Bücher übers Skaten – liest sie, besorgt sich ein Skateboard und will loslegen.

Was denkt ihr, passiert wohl, wenn sich unser Professor auf das Brett stellen wird?

➡ Antworten der Jugendlichen sammeln.

Er muss so viele Sachen gleichzeitig tun, die er bisher nur theoretisch gelernt hat, dass er sich ohne Hilfe vermutlich kaum auf dem Brett halten kann und keine zwei Meter weit kommen wird. Ihr sagt jetzt vielleicht, das ist eine dumme Geschichte, da so niemand versuchen würde, skaten zu lernen, aber genau darum geht es. Theoretisches Wissen ist gut, aber wenn man es im Alltag einsetzen will, muss man es vorher geübt haben.

Was für Beispiele fallen euch dazu noch ein?

Wo überall ist es wichtig/notwendig, auch praktisch zu üben?

➡ Antworten der Jugendlichen sammeln.

Beispiele:
- Sport (z. B. im Fußball: Hier werden einzelne Sachen, wie Elfmeterschießen, oder bestimmte taktische Züge, z. B. das Ausführen von Freistößen, auch zunächst im Training geübt, bevor sie im Spiel eingesetzt werden),
- Musikinstrument spielen (Noten lesen, bestimmte Abschnitte einzeln üben, beim Klavier z. B. erst rechte, dann linke Hand),
- fremde Sprache lernen (z. B. Vokabeln, Grammatik, Aussprache).

Wie wir an den Beispielen gesehen haben, ist es bei vielen Dingen wichtig, praktisch zu üben – das gilt auch für die Inhalte von LARS & LISA. Deshalb werden wir Dinge, nachdem wir sie besprochen haben, aktiv tun, also beispielsweise in Szenenspielen selbstsicheres Verhalten üben.

5.1.12 Feedback zur Einhaltung der Verhaltensregeln und zur Mitarbeit geben

Konkret angeben, an welche Verhaltensregeln und Vereinbarungen sich die Gruppe gut gehalten hat und welche von diesen in der nächsten Sitzung eventuell noch stärker beachtet werden sollten. Dabei auf die einzelnen Punkte des Verhaltensregel- und Vereinbarungsposters verweisen.

5.1.13 Ausblick auf die 2. Sitzung *(Set some goals)* geben

Wir haben euch heute gezeigt, um welche Themen es bei LARS & LISA gehen wird. Uns ist sehr wichtig, dass jede und jeder von euch von den Stunden hier profitiert, also dass LARS & LISA jeder und jedem von euch ganz persönlich etwas bringt. Damit es euch aber z. B. dabei helfen kann, ein Ziel besser zu erreichen, müsst ihr natürlich zuerst mal wissen, was eure eigenen Ziele sind, deshalb werden wir uns in der nächsten Stunde mit dem Thema „Ziele“ beschäftigen.

5.2 Zweite Sitzung: Set some goals

Materialliste	
• Verhaltensregel- und Vereinbarungsposter • gelbe und rote Karte • ggf. Arbeitsblatt: Was ist ein Ziel? (vgl. Online-Materialien) • Folien 2.1, 2.2 und 2.3 (Präsentation, vgl. Online-Material) • Arbeitsblatt 2.1: Wie formuliere ich ein Ziel? (vgl. Online-Materialien) • Arbeitsblatt 2.2: Auf dem Weg zum Ziel (vgl. Online-Materialien) • Arbeitsblatt 2.3: Auf dem Weg zum Ziel – Beispiel Berufsziel (vgl. Online-Materialien) • Arbeitsblatt 2.4: Wissenstest zur 2. Sitzung (vgl. Online-Materialien) • Karteikarten für die Zielformulierungen • großformatiges Papier für das Ziele-Poster • Klebeband oder Pinnadeln zum Befestigen der Karten auf dem Poster • Laptop und Beamer oder Overhead-Projektor • ggf. Folienstifte • dicke Filzstifte *Beachte:* Die Trainerinnen bzw. Trainer sollten jeweils ein authentisches, persönliches Ziel vorbereiten, das den Regeln für das Formulieren von Zielen folgt. Diese Beispiele geben den Ton an. Bedeutsame und authentische, persönliche Ziele sind ein Beispiel für die Jugendlichen, vergleichbare Ziele mit der Gruppe zu teilen.	
Ziele der Sitzung	
• Bedeutung von Zielen aufzeigen: Warum sind eigene Ziele wichtig? • Regeln für das Formulieren von Zielen vermitteln • eigene Ziele erarbeiten	
Inhalte und Ablauf	**Zeitrahmen**

• Sitzkreis bilden
• Verhaltensregeln und Vereinbarungen wiederholen
• Ausnahmen von der Vertraulichkeitsregel wiederholen
• Thema der heutigen Sitzung: Warum ist es wichtig, eigene Ziele zu haben und diese schriftlich zu formulieren?
  – ggf. Kleingruppenarbeit mit dem Arbeitsblatt „Was ist ein Ziel?“
• Regeln für das Formulieren eigener Ziele vermitteln:
  – Folie 2.1 und Arbeitsblatt 2.1
  – Folie 2.2 und Arbeitsblatt 2.2
  – Folie 2.3 und Arbeitsblatt 2.3
• eigene Ziele auf Karteikarten formulieren
• gemeinsames Ziele-Poster erstellen
• ein eigenes Ziel erarbeiten und entsprechende Teilziele aufstellen:
  – Arbeitsblatt 2.2
	ca. 70 Minuten

• Wissenstest zur 2. Sitzung • Alltagsbezug herstellen • Feedback zur Einhaltung der Verhaltensregeln und zur Mitarbeit geben • Ausblick auf die 3. Sitzung *(Magische Spirale – I)* geben	ca. 20 Minuten

5.2.1 Sitzkreis bilden

Es wird ein halboffener Sitzkreis gebildet, in dem auch die Trainerinnen bzw. Trainer Platz nehmen. Die Tafel sollte für alle Teilnehmenden gut einsehbar sein. Tafel, Beamer (ggf. Overhead-Projektor) und das Verhaltensregel- und Vereinbarungsposter werden so platziert, dass die Trainerinnen bzw. Trainer diese gut in den Unterricht einbeziehen können.

5.2.2 Verhaltensregeln und Vereinbarungen wiederholen

➡ Verhaltensregel- und Vereinbarungsposter aufhängen.

Kurz zur Erinnerung: Hier auf dem Poster haben wir die Verhaltensregeln und Vereinbarungen, auf die wir uns beim letzten Mal geeinigt haben. *(Die einzelnen Regeln durchgehen.)*

Habt Ihr über diese Vereinbarungen nachgedacht? Gibt es etwas, dass ihr gerne hinzufügen oder ändern würdet?

➡ Antworten der Jugendlichen sammeln und sinnvolle zusätzliche Verhaltensregeln und Vereinbarungen hinzufügen oder bereits bestehende Regeln anpassen.

Tipp: Abhängig von der Gruppe kann es auch sinnvoll sein, hier über die Konsequenzen von Nichtbeachtung der Verhaltensregeln und Vereinbarungen zu sprechen.

5.2.3 Ausnahmen von der Vertraulichkeitsregel wiederholen

Auch zur Erinnerung: Es gibt ein paar Ausnahmen von der Vertraulichkeitsregel. Wir sind gesetzlich verpflichtet, die Vertraulichkeitsregel zu brechen.

Wer erinnert sich an die Ausnahmen?

Ja, wenn jemand hier im Raum glaubhaft darstellt, dass ihr/sein Leben, ihre/seine Gesundheit oder Sicherheit in Gefahr ist, wenn sie/er Leben, Gesundheit oder Sicherheit von jemandem anderen bedroht, oder wenn wir über Missbrauch erfahren.

5.2.4 Thema der heutigen Sitzung

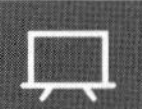

Tafel 2.1

Heutige Ziele:
- Ich verstehe, warum es wichtig ist, eigene Ziele zu haben.
- Ich weiß, wie ich meine Ziele effektiv formuliere.
- Ich formuliere mindestens ein eigenes Ziel.

➡ Das an die Tafel Geschriebene vorlesen.

Was ist ein Ziel?

➡ Antworten der Jugendlichen sammeln.

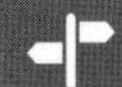

Alternative: Kleingruppenarbeit

Die Frage danach, was ein Ziel ist, kann auch in Kleingruppenarbeit beantwortet werden. Hierzu finden sich die Jugendlichen in Vierergruppen zusammen. Das Arbeitsblatt „Was ist ein Ziel?" (vgl. Abb. 6) wird ausgeteilt. Jedes Mitglied der Kleingruppe schreibt seine Antwort in eines der vier Außenfelder. Nachdem jedes Kleingruppenmitglied seine Antwort den drei anderen vorgestellt hat, diskutieren die Jugendlichen, was alle vier Lösungen gemeinsam haben. Dies wird in die Mitte des Arbeitsblattes geschrieben. Schließlich stellen alle Kleingruppen das, was sie als den Kern von Zielen identifiziert haben, in der Gesamtgruppe vor.

Die Kleingruppenarbeit sollte etwa 10 Minuten dauern, das Teilen mit der Gesamtgruppe weitere 10 Minuten.

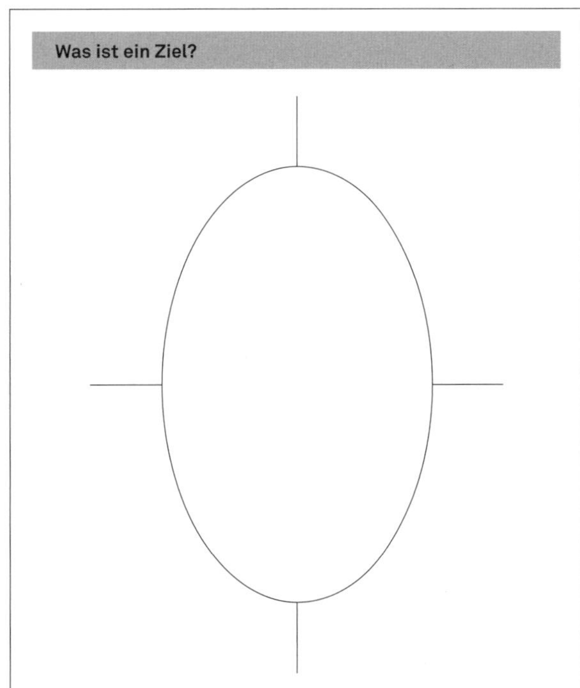

Abbildung 6: Arbeitsblatt „Was ist ein Ziel?"

Wie wir am Ende der letzten Stunde angekündigt haben, wird es heute um das Thema „Ziele“ gehen.

Was glaubt ihr: Warum ist es wichtig, eigene Ziele zu haben?

➡ Antworten der Jugendlichen sammeln.

Lösung: Ziele dienen der Orientierung und motivieren uns.

Ohne Ziele im Leben ist es schwer, aktiv zu werden und etwas zu tun, weil wir oft nicht wissen, warum oder wozu wir überhaupt handeln sollten. Wir strengen uns meistens nur dann wirklich an, wenn wir ein konkretes Ziel vor Augen haben.

Was glaubt ihr, warum könnte es wichtig sein, sich die eigenen Ziele aufzuschreiben?

➡ Antworten der Jugendlichen sammeln.

Kennt ihr den Spruch „Der sagt viel, wenn der Tag lang ist“?

Wenn wir uns abends fragen, was wir heute alles gesagt haben, können wir uns wahrscheinlich schon nicht mehr an alles erinnern. Noch viel schwieriger aber wäre es, wenn wir versuchen würden, abends zu überlegen, was wir heute alles gedacht haben.

Deshalb ist es wichtig, unsere Ziele aufzuschreiben, damit sie nicht „nur“ ein Gedanke im Kopf bleiben, sondern schwarz auf weiß auf dem Papier stehen.

5.2.5 Regeln für das Formulieren eigener Ziele vermitteln

Es gibt einiges, worauf man bei der Formulierung von Zielen achten sollte. Was das ist, wollen wir jetzt zusammen herausfinden

Denkt bitte kurz alle *nicht* an eine Banane! (kurze Pause)

Was ist eben passiert? Wer von euch hat eben an eine Banane gedacht oder eine vor seinem inneren Auge gesehen?

Tipp: Hier sollten sich auch die Trainerinnen bzw. Trainer melden!

Ziel: Alle, oder zumindest viele, haben an eine Banane gedacht oder eine solche vor ihrem inneren Auge gesehen.

Was sagt das über unser Denken aus?

Wir können nicht an etwas nicht denken. Bei einem Ziel muss ich also wissen, was ich will, und nicht, was ich nicht will.

Fazit: Sag, was du willst, und nicht, was du nicht willst!

➡ Folie 2.1 zeigen. Zunächst ist nur die Überschrift „Wie formuliere ich ein Ziel?“ zu sehen. Die einzelnen Regeln für das Formulieren von Zielen erklären bzw. die Übung durchführen. Im Anschluss an jede Regel die nächste Folie mit der jeweiligen Regel zeigen. (Bei der Verwendung von Overhead-Folien Arbeitsblatt 2.1 zunächst abdecken und nach und nach die Regeln aufdecken.)

Die erste Formulierungsregel lautet:

1. Ziele *positiv* formulieren!

Wenn wir uns im Restaurant etwas zu essen bestellen, sagen wir auch, was wir gerne hätten, und nicht, was wir alles nicht wollen.

2. Ziele *unabhängig von anderen* Personen formulieren

Du hast eine Idee: Du würdest gerne in den nächsten Ferien mit ein paar Freundinnen oder Freunden für einige Tage nach Berlin fahren. Was aber, wenn deine Freunde ganz andere Ziele haben, sie z. B. lieber nach München, Köln oder Hamburg fahren wollen? Was ist mit den Eltern, werden die das überhaupt alle erlauben? Was ist mit den Kosten, haben deine Freundinnen oder Freunde alle genug Geld dafür?

Unsere Ziele sollten nicht von anderen Personen abhängen – denn es nutzt nichts, sich Ziele zu setzen, bei denen andere Menschen über Erfolg oder Misserfolg entscheiden, denn darauf haben wir keinen oder doch nur geringen Einfluss.

Tipp: Um noch einmal zu verdeutlichen, warum Ziele nicht von anderen Personen abhängig sein sollten, kann man hier auf folgenden Unterschied hinweisen:

- „Ich will, dass der Lehrer mir eine 3 in Deutsch gibt." (Das ist ein Wunsch!)
- „Ich will eine 3 in Deutsch schaffen." (Das ist ein Ziel!)

3. Ziele *konkret* formulieren

„Ich will bessere Noten in der Schule bekommen."

Das ist eine sehr ungenaue und vage Zielformulierung: Was heißt das ganz konkret, wie soll das aussehen? Besteht das Ziel darin, sich von einer 5 in Mathe auf eine 3 zu verbessern, oder geht es darum, statt einer 3 eine 1 in Deutsch zu bekommen? Geht es dabei um die nächste Klassenarbeit oder um die Zeugnisnote? Gilt es nur für manche Fächer oder für alle?

Unsere Ziele sollten möglichst klar und konkret sein, denn nur dann können wir feststellen, ob wir ein Ziel auch wirklich erreicht haben. Wir müssen uns also fragen: Woran oder wodurch werde ich merken, dass ich erreicht habe, was ich mir vorgenommen hatte? Jemand, der sich immer nur als Ziel setzt: „Ich muss besser werden", wird nie zufrieden sein und sich darüber freuen können, ein Ziel erreicht zu haben. Denn was bedeutet „besser"?

4. Ziele sollten *realistisch* und *erreichbar* sein

Jemand hat schon mit 14 Jahren Schuhgröße 44 und die Füße wachsen immer noch weiter. Klar könnte man sagen: „Ich möchte kleinere Füße haben" - aber das ist eben ein Wunsch und kein Ziel, weil derjenige keinen Einfluss auf das Wachstum und die Größe seiner Füße hat.

Ein Ziel, das wir nicht erreichen können oder auf das wir keinen Einfluss haben, ist kein Ziel, sondern ein Wunsch.

5. Große Ziele in kleinere *Teilziele* verwandeln!

Stellt euch vor, eure beste Freundin oder euer bester Freund ruft frustriert bei euch an. Sie bzw. er würde so gerne am kommenden Wochenende auf ein Konzert gehen, bei dem ihre bzw. seine Lieblingsband spielen wird. „Aber", so erzählt sie bzw. er, „ich habe nicht genug Geld dafür, die Tickets sind bestimmt schon ausverkauft, ich habe keine vernünftigen Klamotten und meine Eltern erlauben das sowieso nie."

Was könntet ihr denn dieser Freundin bzw. diesem Freund vielleicht raten, das ihr/ihm weiterhelfen bzw. sie/ihn ihrem/seinem Ziel näherbringen könnte?

➡ Antworten der Jugendlichen sammeln.

Ziel/Lösungen: Klamotten könnten vielleicht ausgeliehen werden, ebenso das Geld, hier könnte man z.B. die Großeltern fragen. Ein Ticket könnte man noch übers Internet oder an der Abendkasse bekommen. Und die Eltern würden die Freundin oder den Freund vielleicht gehen lassen, wenn sie bzw. er ihnen mit überzeugenden Argumenten klar machen kann, wie wichtig ihr bzw. ihm der Besuch dieses Konzerts ist.

„Auch der längste Weg beginnt mit dem ersten Schritt!"

Ist ein Ziel klar formuliert, müssen wir uns fragen, wo wir stehen und wo wir hinwollen, denn nur selten liegt ein Ziel so nahe, dass wir nur danach greifen müssen.

Je größer oder je weiter weg ein Ziel uns erscheint, desto mehr Teilziele sind nötig, um das eigentliche Ziel erreichen zu können, ohne dass wir uns sofort entmutigt fühlen. Was wir brauchen, ist ein Anfang. Das bedeutet, wir müssen uns überlegen, wie der erste Schritt zum Ziel aussieht und ihn gehen.

➡ Arbeitsblatt 2.1 (Wie formuliere ich ein Ziel?) austeilen.

➡ Arbeitsblatt 2.2 (Auf dem Weg zum Ziel) austeilen und Folie 2.2 zeigen.

Die Gliederung in Teilziele am Beispiel Berufsziel (Lars interessiert sich für den Beruf des Hotelfachmanns, Lisa möchte gerne Kfz-Mechatronikerin werden o.Ä.) gemeinsam mit den Jugendlichen erarbeiten.

Tipp: Es empfiehlt sich, dabei von oben nach unten vorzugehen, so kann immer weiter gefragt werden: „Was ist wichtig, was muss passieren, damit dass jeweilige Ziel erreicht werden kann?“

Beispiel:

Ziel: Kfz-Mechatronikerin/Hotelfachmann werden.
Teilziel: Ausbildungsstelle finden.
Teilziel: guten Schulabschluss machen.
Teilziel: gute Noten im Zeugnis.
Teilziel: gute Noten in den Klassenarbeiten.
Teilziel: Rausfinden, was die Voraussetzungen sind, um Kfz-Mechatronikerin/Hotelfachmann zu werden.

Weitere Teilziele: Für die nächste Arbeit lernen; im Unterricht aufpassen; nachfragen, wenn ich etwas nicht verstehe.

➡ Folie 2.3 mit dem Beispiel zeigen und das dazugehörige Arbeitsblatt 2.3 (vgl. Abb. 7) austeilen.

Tipp: Das oben dargestellte Beispiel kommt mit sechs Teilzielen aus. Die Anzahl der Teilziele hängt entscheidend vom angestrebten (End-)Ziel ab und es können weniger oder mehr Teilziele nötig werden. Dies ist auf der Folie bzw. dem Arbeitsblatt durch den Punkt „Weitere Teilziele“ angedeutet. Sollte der Platz nicht ausreichen, kann einfach die Rückseite des Arbeitsblattes für die Formulierung weiterer Teilziele benutzt werden.

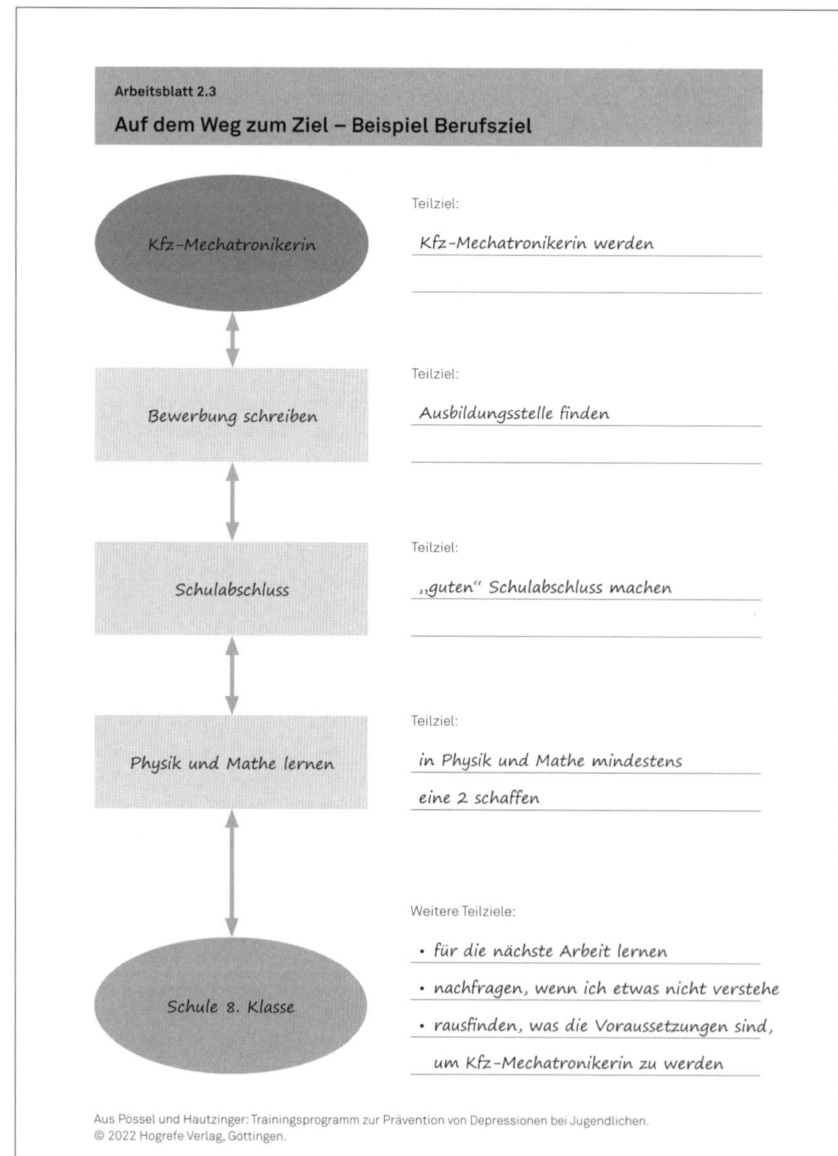

Arbeitsblatt 2.3

Auf dem Weg zum Ziel – Beispiel Berufsziel

Kfz-Mechatronikerin — Teilziel: Kfz-Mechatronikerin werden

Bewerbung schreiben — Teilziel: Ausbildungsstelle finden

Schulabschluss — Teilziel: „guten“ Schulabschluss machen

Physik und Mathe lernen — Teilziel: in Physik und Mathe mindestens eine 2 schaffen

Schule 8. Klasse — Weitere Teilziele:
- für die nächste Arbeit lernen
- nachfragen, wenn ich etwas nicht verstehe
- rausfinden, was die Voraussetzungen sind, um Kfz-Mechatronikerin zu werden

Aus Pössel und Hautzinger: Trainingsprogramm zur Prävention von Depressionen bei Jugendlichen.

Abbildung 7:
Arbeitsblatt 2.3: Auf dem Weg zum Ziel – Beispiel Berufsziel

5.2.6 Eigene Ziele auf Karteikarten formulieren

Nachdem wir nun besprochen haben, wie Ziele formuliert werden, und uns an einem Beispiel angesehen haben, wie sich ein Ziel in mehrere kleinere Teilziele gliedern lässt, soll es jetzt um unsere eigenen Ziele gehen.

Welche Bereiche (außer Beruf) fallen euch denn ein, in denen man Ziele haben bzw. sich Ziele setzen kann?

Ziel/Lösungen: Freizeit (Sport, Musik, Hobbys), Schule, Familie, Freunde, eigene Person

Wir haben euch Karten mitgebracht. Nehmt euch für jedes Ziel eine neue Karte und schreibt auf die Rückseite bitte den Bereich, zu dem das Ziel gehört. Achtet beim Aufschreiben eurer Ziele auf die Formulierungsregeln, dazu könnt ihr auf Arbeitsblatt 2.1 in eurem Ordner schauen.

Danach legt die Karten bitte alle mit eurem Ziel nach unten hier auf den Boden, sodass am Ende alle Karten in der Mitte unseres Sitzkreises liegen.

Alle bekommen ca. 10 Minuten Zeit, um über ihre Ziele nachzudenken.

Tipp: Die Trainerinnen bzw. Trainer sollten auch Ziele aufschreiben und ihre Karten mit auf den Boden legen.

Der Gruppe sollte 10 Minuten Zeit gegeben werden, um über Ziele nachzudenken. Die ersten, die formuliert werden, sind sehr wahrscheinlich gesellschaftlich akzeptierte Ziele. Üblicherweise braucht es etwas Zeit, bis einem authentische, persönliche Ziele einfallen.

5.2.7 Gemeinsames Ziele-Poster erstellen

Lasst uns versuchen, mithilfe der Zielkarten nun ein großes gemeinsames Ziele-Poster zu gestalten, das wir dann hier im Gruppenraum aufhängen können.

Ihr werdet sehen, wir haben bei LARS & LISA viele Dinge zu bieten, die euch dabei helfen können, euren Zielen näher zu kommen. Anhand des Posters wollen wir auch in späteren Stunden immer wieder schauen, wie und wo euch LARS & LISA beim Erreichen bestimmter Ziele helfen kann.

Die Zielkarten werden vor der Erstellung des Posters gemeinsam besprochen. Ist dieses Ziel positiv formuliert? Ist es konkret? Wie könnte ein mögliches Teilziel aussehen?

Gemeinsam sollte versucht werden, das Ziel entsprechend umzuformulieren bzw. zu ergründen, welches Ziel evtl. tatsächlich dahinter steckt. Als besonders schwierig haben sich in der Praxis die Abgrenzung zwischen Wünschen und Zielen sowie Punkt 2, „Ziele unabhängig von anderen Personen formulieren“, erwiesen.

Tipp: Zur Gestaltung des Posters gibt es unterschiedliche Möglichkeiten. Wenn genug Platz vorhanden ist und ein relativ kleines Kartenformat für die Zielformulierungen verwendet wird, können die Karten von den Jugendlichen auf das Poster geheftet oder geklebt werden. Eine andere Möglichkeit ist es, die Grobstruktur eines Baumes auf das Poster aufzuzeichnen und die Jugendlichen ihre Ziele als „Blätter“ direkt auf das Poster schreiben zu lassen.

5.2.8 Ein eigenes Ziel erarbeiten und entsprechende Teilziele aufstellen

Nun wollen wir uns in zwei kleineren Gruppen noch mal mit dem Formulieren unserer eigenen Ziele und Teilziele beschäftigen. Nehmt dazu möglichst eines der Ziele, die ihr vorhin auf eure Karten geschrieben habt. Dann versucht bitte, euer Ziel in so viele kleinere Teilziele aufzugliedern, dass ihr mit dem Erreichen des ersten (untersten) Teilzieles möglichst sofort anfangen könntet.

➡ Jugendliche zwei Kleingruppen bilden lassen. Pro Kleingruppe steht den Jugendlichen jeweils eine Trainerin bzw. ein Trainer hilfreich zur Seite, um Hinweise zu geben, oder, wenn nötig, beim Formulieren zu helfen. Das bereits ausgeteilte Arbeitsblatt 2.2 (Auf dem Weg zum Ziel) wird bearbeitet.

Alternative

Statt der Kleingruppenarbeit kann Arbeitsblatt 2.2 auch in Stillarbeit bearbeitet werden. Dieses alternative Vorgehen bietet sich vor allem dann an, wenn eine Gruppe sehr unruhig ist.

Tipp: Entscheidend ist, den Jugendlichen noch einmal deutlich zu machen, warum es wichtig ist, Ziele immer bis auf die konkrete Handlungsebene herunterzubrechen. Was kann sofort und ganz konkret dafür getan werden, um ein Ziel zu erreichen, und woran macht man den Teilerfolg fest? Dabei kann und darf gegenüber den Jugendlichen durchaus betont werden, dass dieses Runterbrechen – ebenso wie den ersten Schritt zu machen – nicht immer leichtfällt. Denn je konkreter ein Teilziel wird, desto größer wird oft auch das Unbehagen bzw. desto bewusster werden mögliche Zielkonflikte, z. B. für die nächste Mathearbeit lernen vs. mit Freundinnen oder Freunden ins Freibad gehen. Außerdem können sich auf der konkreten Handlungsebene auch Ängste und Unsicherheiten zeigen, z. B.: im Unterricht nachfragen, wenn etwas nicht verstanden wird, vs. Angst, sich durch Nachfragen lächerlich zu machen, Angst vor den Reaktionen der Lehrkraft sowie denen der Mitschülerinnen und Mitschüler.

5.2.9 Wissenstest zur 2. Sitzung

➡ Arbeitsblatt 2.4 (Wissenstest zur 2. Sitzung) austeilen.

Die Jugendlichen bearbeiten den Wissenstest (vgl. Abb. 8). Darin sollen die fünf Punkte für die Formulierung von Zielen benannt werden.

Arbeitsblatt 2.4

Wissenstest zur 2. Sitzung

Name: ______________________ Datum: __________

© Klaus Gehrmann

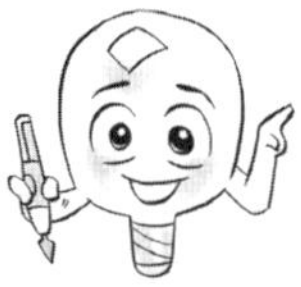

Auf welche Punkte (5 Stück!) sollten wir beim Formulieren von Zielen achten?

1. ______________________

2. ______________________

3. ______________________

4. ______________________

5. ______________________

Aus Pössel und Hautzinger: Trainingsprogramm zur Prävention von Depressionen bei Jugendlichen.
© 2022 Hogrefe Verlag, Göttingen.

Abbildung 8: Arbeitsblatt 2.4: Wissenstest zur 2. Sitzung

➡ Wissenstest einsammeln.

5.2.10 Alltagsbezug herstellen

- Wie kann uns das, was wir in der heutigen Stunde gemacht haben, im Alltag helfen?
- Was nützt es, zu wissen, worauf es bei der Zielsetzung ankommt und wie Ziele formuliert werden sollten?
- Von allen Sachen, die wir heute besprochen haben, welche findet ihr besonders wichtig/hilfreich? Warum?
- Wie war es für euch, eure eigenen persönlichen Ziele klar zu formulieren und aufzuschreiben? War es das erste Mal, dass ihr das gemacht habt?
- Glaubt ihr, ihr könntet von Zielen, die andere formuliert haben, profitieren?
- Wie werdet ihr an euren Zielen bis zu unserem nächsten Treffen arbeiten?

➡ Antworten der Jugendlichen sammeln.

5.2.11 Feedback zur Einhaltung der Verhaltensregeln und zur Mitarbeit geben

Konkret angeben, an welche Verhaltensregeln und Vereinbarungen sich die Gruppe gut gehalten hat und welche von diesen in der nächsten Sitzung eventuell noch stärker beachtet werden sollten. Dabei auf die einzelnen Punkte des Verhaltensregel- und Vereinbarungsposters verweisen.

5.2.12 Ausblick auf die 3. Sitzung *(Magische Spirale – I)* geben

Nachdem wir uns heute mit Zielen beschäftigt und gesehen haben, warum es wichtig ist, Ziele zu haben, werden wir uns nächste Woche ansehen, wie sich unserer Gedanken, unsere Gefühle und unser Verhalten gegenseitig beeinflussen und was das für uns und unsere Ziele bedeutet.

5.3 Dritte Sitzung: Magische Spirale – I

<table>
<tr><th colspan="2">Materialliste</th></tr>
<tr><td colspan="2">• Verhaltensregel- und Vereinbarungsposter
• Ziele-Poster
• gelbe und rote Karte
• Folie 2.4 (Wissenstest zur 2. Sitzung; Präsentation, vgl. Online-Materialien)
• Folien 3.1 und 3.2 (Präsentation, vgl. Online-Materialien)
• Arbeitsblatt 3.1: Magische Spirale: Gedanken, Gefühle und Verhalten beeinflussen sich gegenseitig (vgl. Online-Materialien)
• Arbeitsblatt 3.2: Gedanke oder Gefühl? (vgl. Online-Materialien)
• Emotionskarten für die Emotionsscharade (vorab erstellen, z.B. mit Karteikarten, auf denen jeweils ein Begriff steht, der eine Emotion beschreibt)
• Arbeitsblatt 3.3: Wissenstest zur 3. Sitzung (vgl. Online-Materialien)
• ggf. Folienstifte

Beachte: Die Trainerinnen bzw. Trainer sollten berichten können, inwieweit sie die Inhalte aus der 2. Sitzung (Set some goals) anwenden konnten.</td></tr>
<tr><th colspan="2">Ziele der Sitzung</th></tr>
<tr><td colspan="2">• erarbeiten, woran man Gedanken und Gefühle erkennt
• Zusammenhang von Gedanken, Gefühlen und Verhalten vermitteln
• Runterzieher und Aufbauer einführen</td></tr>
<tr><th>Inhalte und Ablauf</th><th>Zeitrahmen</th></tr>
<tr><td>• Sitzkreis bilden
• Wissenstest aus der 2. Sitzung besprechen
• Anwendung der Inhalte aus Set some goals diskutieren
• Thema der heutigen Sitzung: Gedanken, Gefühle und Verhalten</td><td>ca. 10 Minuten</td></tr>
<tr><td>• klären, was Gedanken, Gefühle und Verhalten sind (Gedanken = Sätze und Bilder im Kopf; Gefühle = Beispiele nennen):
  – Folie 3.1 und Arbeitsblatt 3.1
• Übung zur Unterscheidung von Gedanken und Gefühlen:
  – Folie 3.2 und Arbeitsblatt 3.2
• Emotionsscharade
• Übung: Dieb-Geschichte (gegenseitige Beeinflussung von Gedanken, Gefühlen und Verhalten)
• Aufbauer und Runterzieher einführen (Wirkung von Gedanken in neutralen Situationen)</td><td>ca. 60 Minuten</td></tr>
<tr><td>• Wissenstest zur 3. Sitzung
• Alltagsbezug herstellen
• Feedback zur Einhaltung der Verhaltensregeln und zur Mitarbeit geben
• Ausblick auf die 4. Sitzung (Magische Spirale – II) geben</td><td>ca. 60 Minuten</td></tr>
</table>

5.3.1 Sitzkreis bilden

Die Jugendlichen und Trainerinnen bzw. Trainer bilden einen halboffenen Sitzkreis. Tafel, Beamer (ggf. Overhead-Projektor) sowie das Verhaltensregel- und Vereinbarungsposter sollten gut in den Unterricht einbezogen werden können.

5.3.2 Wissenstest aus der 2. Sitzung besprechen

➡ Folie 2.4 (Wissenstest zur 2. Sitzung) zeigen. Feedback geben: Was war gut, was nicht? Wenn bei den von den Jugendlichen ausgefüllten Wissenstests Inhalte fehlten oder falsche Antworten gegeben wurden, diese erneut erklären und inhaltlich klarstellen. Die Lösungen stehen auch auf den Folien der Präsentation.

Lösungen des Wissenstests zur 2. Sitzung:

Auf welche Punkte (5 Stück!) soll beim Formulieren von Zielen geachtet werden?
1. Ziele *positiv* formulieren
2. Ziele *unabhängig von anderen* Personen formulieren
3. Ziele *konkret* formulieren
4. Ziele sollten *realistisch* und *erreichbar* sein
5. Große Ziele in kleinere *Teilziele* verwandeln

5.3.3 Anwendung der Inhalte aus *Set some goals* diskutieren

- Was habt ihr bisher unternommen, um an euren Zielen von unserem letzten Treffen zu arbeiten?
- Gab es Probleme, die euch davon abgehalten haben, an euren Zielen zu arbeiten? Welche? Wie seid ihr mit den Problemen umgegangen? *(An alle)* Welche Ideen habt ihr, wie [Name der oder des Jugendlichen, die/der Probleme erlebt hat] dieses Problem lösen könnte?
- Für diejenigen, die nicht an ihren Zielen gearbeitet haben: Wie könnt ihr bis zum nächsten Mal Gelegenheiten schaffen, um an euren Zielen zu arbeiten?
- Habt ihr euch neue Ziele gesetzt oder existierende Ziele (z. B. die, die ihr letztes Mal genannt habt) verändert?

➡ Die Trainerinnen bzw. Trainer sollten Beispiele in Bezug auf ihre eigenen Ziele beitragen.

5.3.4 Thema der heutigen Sitzung

Nachdem es in der letzten Stunde um unsere Ziele ging, wollen wir uns heute mit Gedanken, Gefühlen und Verhalten beschäftigen, weil diese eine wichtige Rolle beim Erreichen unserer Ziele spielen.

Tafel 3.1

Heutige Ziele:
- Ich kann Gedanken und Gefühle unterscheiden.
- Ich verstehe, wie Gedanken, Gefühle und Verhalten zusammenhängen.
- Ich weiß, was man unter Runterziehern und Aufbauern versteht.

➡ Das an die Tafel Geschriebene vorlesen.

5.3.5 Klären, was Gedanken, Gefühle und Verhalten sind

Gedanken

Wir denken mehr oder weniger den ganzen Tag lang, *aber was sind Gedanken eigentlich?*

➡ Erklärungen und Beispiele der Jugendlichen an der Tafel (vgl. Tafel 3.2: oben Mitte) sammeln.

Beispiel: Frage: „Was denkt ihr z. B. morgens als erstes, wenn ihr aufsteht?" Eine typische Antwort ist: „Schule, wie ätzend!"

Gefühle

Wir fühlen uns immer irgendwie, auch wenn wir es manchmal kaum spüren oder es uns schwerfällt, in Worte zu fassen, wie wir uns gerade fühlen.

Welche Gefühle kennt ihr?

➡ Beispiele der Jugendlichen an der Tafel (vgl. Tafel 3.2: rechte untere Ecke) sammeln.

Beispiel: Frage: „Wie fühlt ihr euch, wenn ihr denkt: ‚Schule, wie ätzend!'?" Typisch sind hier undifferenzierte Äußerungen, wie „schlecht". In solchen Fällen sollte genau nachgefragt werden: „Was bedeutet für dich ‚schlecht' – fühlst du dich dann z. B. traurig, wütend, niedergeschlagen, mutlos etc.?"

Verhalten

Kommen wir nun zum letzten wichtigen Punkt: *Was ist Verhalten?*

➡ Erklärungen und Beispiele der Jugendlichen an der Tafel (vgl. Tafel 3.2: linke untere Ecke) sammeln.

Beispiel: Frage: „Was tut ihr, wenn ihr morgens als erstes denkt: ‚Schule, wie ätzend!'?" Typische Antworten: „Liegen bleiben, Decke über den Kopf ziehen, ..."

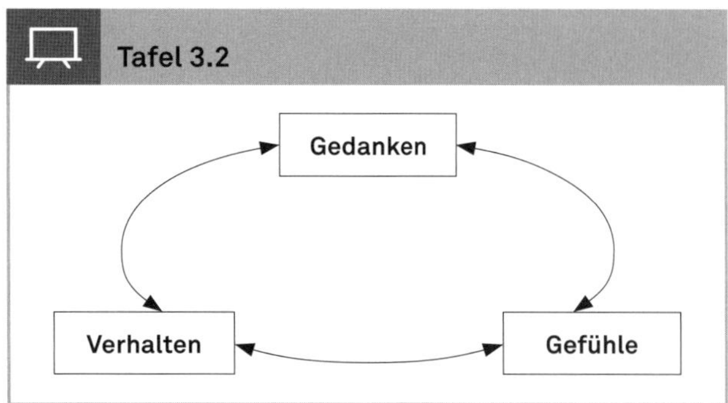

➡ Begriffe anschreiben und gerundete Pfeile zwischen die von den Jugendlichen genannten Beispiele zeichnen, sodass Tafelbild 3.2 entsteht.

➡ Erklärungen für *Gedanken* und *Verhalten* in einer anderen Farbe ebenfalls mit an die Tafel (vgl. Tafel 3.3) schreiben.

Tafel 3.3

Gedanken sind alles, was uns als Sätze oder Bilder durch den Kopf geht. Es sind z.B. Äußerungen, die wir still zu uns selbst sagen.

Gefühle sind z.B. Freude, Trauer, Ärger, Ekel, Angst, Mitleid, Enttäuschung, Erleichterung, Stolz, Scham und Neid. Für Gefühle lässt sich sehr schwer eine eindeutige Definition finden, deshalb sind sie besser mit Beispielen zu erklären.

Verhalten ist alles, was andere Leute sehen und hören können, also was jemand tut (Körperhaltung, Lautstärke der Stimme etc.).

Anschließend anhand eines Beispiels der Jugendlichen auf den Zusammenhang („Pfeile“) zwischen Gedanken, Gefühlen und Verhalten hinweisen.

➡ Arbeitsblatt 3.1 (Magische Spirale, vgl. Abb. 9) austeilen und Folie 3.1 zeigen.

Beispiel: Wenn ich denke: „Schule, wie ätzend!“, bewirkt dieser Gedanke, dass ich ärgerlich bin, und das wiederum kann dazu führen, dass ich vielleicht meinen besten Freund anschnauze.

Wissen wir immer, wie wir uns fühlen?

➡ Antworten der Jugendlichen sammeln.

Ziel/Lösung: nein

Woran merken wir, wie wir uns selbst fühlen?

➡ Antworten der Jugendlichen sammeln.

Ziel/Lösung: an bestimmten *Körperreaktionen,* an *Bewertungen,* die wir vornehmen und an unseren *Handlungsimpulsen.*

Beispiele:

Körperreaktion: Blut schießt mir in den Kopf.

Bewertung: Oh, ich werde rot. Ist mir das peinlich!

Handlungsimpuls: Ich möchte mich im nächsten Mauseloch vergraben.

Körperreaktion: Ich bekomme weiche Knie.

Bewertung: Ich glaube, ich bin verliebt.

Handlungsimpuls: Ich möchte die ganze Welt umarmen, lachen und springen.

Wie erkennen wir, wie sich andere fühlen?

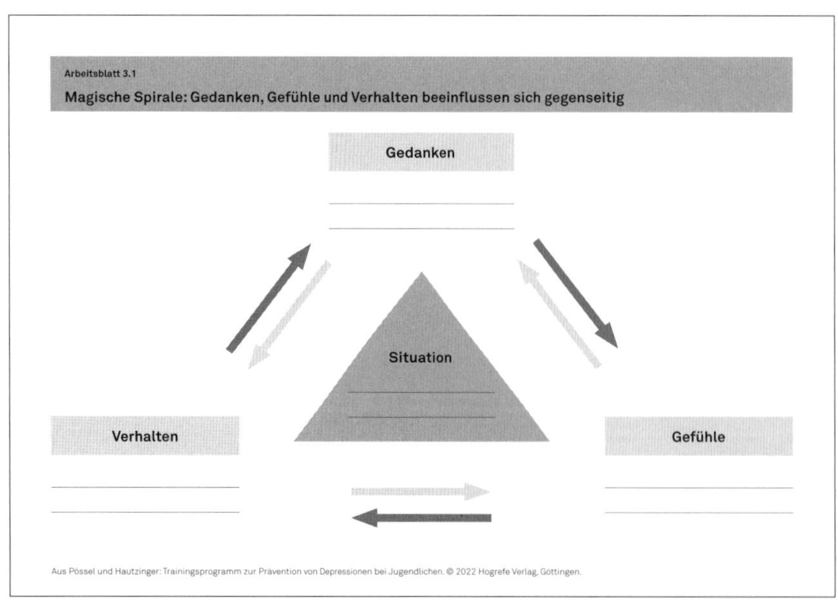

Abbildung 9: Arbeitsblatt 3.1: Magische Spirale

➡ Antworten der Jugendlichen sammeln.

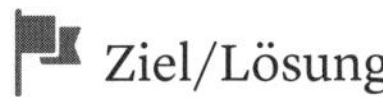
Ziel/Lösung:

- an der *Körperhaltung:* z.B. aufrecht oder gebeugt, hochgezogene oder hängende Schultern
- an der *Mimik:* z.B. Lächeln, Nase rümpfen, Wegschauen, Mundwinkel hängen lassen
- an den *Körperreaktionen* (sofern sie stark genug sind, um nach außen hin sichtbar zu werden): z.B. Erröten, Herzklopfen, schnelles Atmen

5.3.6 Übung zur Unterscheidung von Gedanken und Gefühlen

➡ Folgende Anweisung an die Jugendlichen geben:

> Lasst uns anhand eines Textes versuchen, Gedanken und Gefühle zu unterscheiden. Achtet dabei vor allem auf die kursiv gedruckten Absätze und denkt daran: Es geht nur darum, was im Text steht – nicht darum, was wir uns dazu denken!

➡ Arbeitsblatt 3.2 (Gedanke oder Gefühl?, vgl. Abb. 10) austeilen. Einzelne Jugendliche jeweils einen Absatz bzw. eine Aufgabe vorlesen lassen und die entsprechende Folie (Folie 3.2) zeigen. Dann an die Gruppe gerichtet *fragen,* was richtig ist. Nachfragen, woran sie erkennen, *ob es sich um einen Gedanken oder um ein Gefühl handelt.*

Arbeitsblatt 3.2

Gedanke oder Gefühl?

Beurteilt für jeden Absatz, ob hier ein Gedanke oder ein Gefühl dargestellt wird. Achtet dabei auf die kursiv gedruckten Textteile und denkt daran: entscheidend ist nur, was wirklich da steht, nicht, was wir uns eventuell dazu denken.

Schon seit Stunden hockt Lars vor dem PC. Eigentlich sollte er sich die Übungsaufgaben für die Mathematikarbeit morgen ansehen, *doch obwohl er sich ein wenig unwohl in seiner Haut fühlt und schon das schlechte Gewissen aufziehen spürt,* findet er sein neues Computerspiel viel zu spannend, um sich jetzt mit Mathematik zu beschäftigen.

☐ Gedanke ☐ Gefühl

Eben überlegt er, wie es wohl zu schaffen sein könnte, den Endgegner in Level 13 zu schlagen, als sein Handy klingelt.

☐ Gedanke ☐ Gefühl

„Verdammt, ausgerechnet jetzt." *Widerwillig drückt er die Pause-Taste* und greift nach seinem Handy.

☐ Gedanke ☐ Gefühl

„Lars hier." Am anderen Ende meldet sich Lisa. *„Äh, hallo Lisa.", stammelt er, was ihm gleich peinlich ist.*

☐ Gedanke ☐ Gefühl

Lisa ist das netteste Mädchen der ganzen Schule – jedenfalls für ihn. *Er sieht sie in Gedanken vor sich und hört, wie sie sagt:* „Hast du vielleicht Lust auf ein Eis? Wie weit bist du mit den Aufgaben? Also, ich brauche dringend eine Pause von Mathe."

☐ Gedanke ☐ Gefühl

Mist, was nun? Sollte er ihr die Wahrheit sagen?

☐ Gedanke ☐ Gefühl

Aber da fragt er sich: „Warum will Lisa mit mir ein Eis essen gehen? Warum ruft sie nicht eine Freundin an? Warum ausgerechnet ich?"

☐ Gedanke ☐ Gefühl

Zwar ist er nicht gerade hässlich, doch hat er widerspenstiges Haar, *was ihn traurig macht.*

☐ Gedanke ☐ Gefühl

Alle nennen ihn nur „Professor", *und dabei schaut ihn sein Spiegelbild – wie er glaubt – alles andere als besonders intelligent an, und seine Noten sind doch auch nur durchschnittlich.*

☐ Gedanke ☐ Gefühl

Abbildung 10:
Arbeitsblatt 3.2: Gedanke oder Gefühl?

Lösungen für Arbeitsblatt 3.2:
1. Gefühl
2. Gedanke
3. Gefühl
4. Gefühl
5. Gedanke
6. Gedanke
7. Gedanke
8. Gefühl
9. Gedanke

5.3.7 Emotionsscharade

Alle (Jugendliche und Trainerinnen bzw. Trainer) ziehen eine Karte, auf der eine Emotion steht. Die Aufgabe der Spielerin bzw. des Spielers ist es, *die Emotion pantomimisch darzustellen.* Die anderen erraten das dargestellte Gefühl. Alle zusammen überlegen, welche Situationen es geben kann, in denen sich jemand so fühlt, welche Gedanken der Person dabei wohl durch den Kopf gehen und was sie dann möglicherweise tut.

Beispiele für Emotionsworte: Wut, Trauer, Liebe, Hass, Glück, Ärger, Langeweile, Freude, Ekel, Angst, Mitleid, Enttäuschung, Erleichterung, Stolz, Scham, Neid

5.3.8 Übung: „Dieb-Geschichte“

➡ Die Jugendlichen zwei Gruppen bilden lassen.

Beide Gruppen bekommen nun von den Trainerinnen und Trainern die gleiche Situation – aber *verschiedene Gedanken* – geschildert. Da es für die Übung entscheidend ist, dass die eine Gruppe nicht weiß, welche Gedanken der jeweils anderen geschildert werden, geht *eine Trainerin bzw. ein Trainer mit Gruppe 1 kurz aus dem Gruppenraum, um die Anweisung zu geben, während die bzw. der andere mit Gruppe 2 im Gruppenraum bleibt.*

Anweisungen für die Dieb-Geschichte

Gruppe 1: Ein Mann ist eines Nachts allein zu Hause und hört im Nebenzimmer ein Geräusch. Falls er denkt: „Da ist ein Dieb!“, wie fühlt er sich wohl, was macht er?

Gruppe 2: Ein Mann ist eines Nachts allein zu Hause und hört im Nebenzimmer ein Geräusch. Falls er denkt; „Das Fenster war nicht geschlossen und nun hat der Wind etwas umgeblasen!“, wie fühlt er sich wohl, was macht er?

Beide Gruppen bekommen kurz Zeit, sich zu überlegen, wie sich der Mann fühlt und wie er sich verhalten wird. Anschließend präsentieren beide Gruppen ihr Ergebnis schriftlich an der Tafel (Orientierung an Tafelbild 3.2).

Ziel/Lösungen:
- für *Gruppe 1:* Gefühl: Angst; Verhalten: Verstecken, Polizei anrufen
- für *Gruppe 2:* Gefühl: traurig, ärgerlich; Verhalten: nachsehen, was los ist

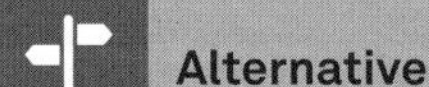

Alternative

Ihre Lösung können sich beide Gruppen auch kurz in Form eines Szenenspiels gegenseitig vorspielen.

➡ Das Tafelbild 3.4 anzeichnen. Danach je eine Teilnehmerin bzw. einen Teilnehmer aus jeder Gruppe an die Tafel bitten, um sie bzw. ihn die entsprechenden Gedanken vorlesen sowie die damit verbundenen Gefühle und das Verhalten anschreiben zu lassen.

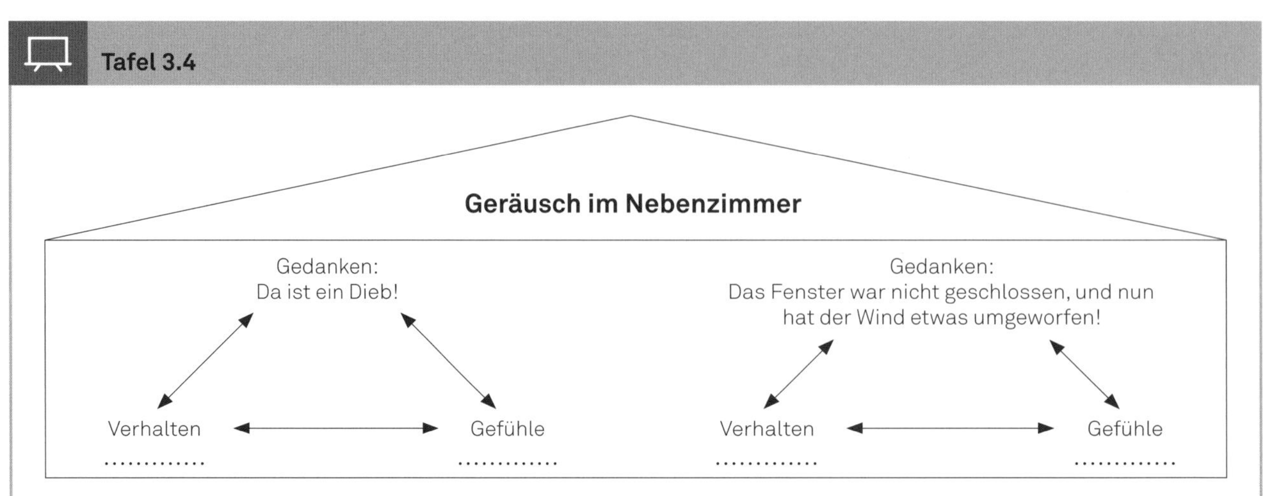

Dieses Beispiel zeigt, dass es in vielen Situationen mehrere mögliche Gedanken gibt und dass diese Gedanken unsere Gefühle und unser Verhalten entscheidend beeinflussen können. Diesen Zusammenhang nennen wir „Magische Spirale".

So können wir morgens beim Aufstehen z.B. denken: „Schule, wie ätzend" - dann aber fällt uns ein: „Na ja, nicht alles an der Schule ist schlecht, XY finde ich gut".

Wenn möglich, hier (XY) ein Beispiel von den Jugendlichen geben lassen und einsetzen.

Beispiele:

- Heute habe ich Sport, darauf freue ich mich.
- In Geschichte wird es heute bestimmt interessant.
- Ich freue mich darauf, meine Freunde zu sehen.
- Die Pause ist toll!

5.3.9 Aufbauer und Runterzieher einführen

Gedanken, wie die in den Beispielen eben genannten, bezeichnen wir als *„Aufbauer"*.

➡ Handbewegung kreisend nach oben vorführen!

Denken wir so, ändert sich nichts an der Situation, d.h., wir müssen trotzdem zur Schule gehen, aber wir sehen nicht nur die negativen Seiten der Situation, sondern auch das, was daran positiv für uns ist und uns gefällt. Entsprechend fühlen wir uns besser, als wenn wir denken: „Schule, wie ätzend".

Wichtig an *Aufbauern* ist, dass sie *realistisch und hilfreich* sind. Sie ändern unsere Situation nicht, aber *sie helfen uns, mit der Situation umzugehen, auch und gerade, wenn es eine schwierige Situation ist. Sie können uns motivieren und über die Magische Spirale bewirken, dass wir uns besser fühlen,* ohne dass sie uns eine „heile Welt" vorgaukeln.

Denken wir hingegen „Schule, wie ätzend!", fühlen wir uns niedergeschlagen oder wütend. Solche Gedanken bezeichnen wir als *„Runterzieher"*.

➡ Handbewegung kreisend nach unten vorführen!

Runterzieher sind unrealistisch und über die Magische Spirale handlungsblockierend. Sie lassen uns nur ein unrealistisches und extremes Bild sehen, das uns frustriert und oft bewirkt, dass wir auf gar nichts mehr Lust haben und nichts mehr tun wollen.

Tipp: Achtung! Nicht auf eine Diskussion über positive und negative Situationen einlassen. Belastende Situationen sind Teil der Lebenswirklichkeit, z.B. wenn man nicht in die nächste Klasse versetzt wird oder erfährt, dass sich die Eltern scheiden lassen. In solchen Situationen dürfen negative Emotionen wie Angst und Trauer entstehen. Wie man gedanklich mit einer solchen Situation umgeht, kann aber beeinflussen, wie viel Raum diese Gefühle im Leben bekommen.

Aufbauer bedeuten *KEIN unkritisches positives Denken,* sondern sollen *realistisch und hilfreich* (hilfreich = helfen, mit der Situation umzugehen) sein, während *Runterzieher unrealistisch* (extrem) und *handlungsblockierend* sind (wir fühlen uns schlecht, haben zu nichts mehr Lust, können nicht gut mit der Situation umgehen). Das bedeutet, dass auch extrem „positive" oder überoptimistische Gedanken Runterzieher sind. In manchen Situationen kann es auch realistisch und hilfreich sein, negative Ereignisse zu akzeptieren. Dies ist kein Widerspruch, sondern die Voraussetzung für einen gesunden Gebrauch von Aufbauern.

Beispiel: Bei einer schlechten Note in Mathematik kann ein Runterzieher lauten: „Ich bin ein Versager, ich werde nie Mathe können." Ein Aufbauer kann hingegen sein: „Die Mathearbeit ist nicht gut gelaufen. Ich muss etwas tun, damit die nächste Arbeit besser wird. Ich suche mir jemanden, der es mir beibringen kann."

5.3.10 Wissenstest zur 3. Sitzung

➡ Arbeitsblatt 3.3 (Wissenstest zur 3. Sitzung) austeilen.

Beim Wissenstest sollen die Jugendlichen die Begriffe der Magischen Spirale (Gedanken, Verhalten, Gefühle) eintragen und den Zusammenhang anhand eines eigenen Beispiels erklären.

Tipp: Als Hinweis zum Ausfüllen der drei grauen Kästchen kann man den Jugendlichen noch Folgendes sagen: „Denkt an die drei Bereiche, über die wir heute gesprochen haben."

➡ Wissenstest einsammeln.

5.3.11 Alltagsbezug herstellen

- Wie kann uns das, was wir in der heutigen Stunde gemacht haben, im Alltag helfen?
- Was nützt es uns zu wissen, dass sich unsere Gedanken, Gefühle und unser Verhalten über die Magische Spirale gegenseitig beeinflussen?
- Könnt ihr euch Runterzieher (unrealistische und/ oder handlungsblockierende Gedanken) vorstellen, die uns daran hindern könnten, eines der Ziele auf unserem Ziele-Poster zu erreichen?
- Welche Aufbauer könnten uns helfen, eines oder mehrere der Ziele auf unserem Ziele-Poster zu erreichen?

➡ Antworten der Jugendlichen sammeln.

Rückbezug auf Kapitel 5.2.7.

Tipp: Einzelne Ziele des Posters herausgreifen und nach möglichen Runterziehern fragen. Die handlungsblockierende und frustrierende Wirkung von Runterziehern anhand eines Nahzieles auf der konkreten Handlungsebene aufzeigen.

5.3.12 Feedback zur Einhaltung der Verhaltensregeln und zur Mitarbeit geben

Konkret angeben, an welche Verhaltensregeln und Vereinbarungen sich die Gruppe gut gehalten hat und welche von diesen in der nächsten Sitzung eventuell noch stärker beachtet werden sollten. Dabei auf die einzelnen Punkte des Verhaltensregel- und Vereinbarungsposters verweisen.

5.3.13 Ausblick auf die 4. Sitzung *(Magische Spirale – II)* geben

Nächste Woche schauen wir uns gemeinsam an, was es mit der Magischen Spirale genauer auf sich hat. Dabei wird es noch einmal um unsere Gedanken (vor allem Runterzieher und Aufbauer), unsere Gefühle und unser Verhalten gehen.

5.4 Vierte Sitzung: Magische Spirale – II

Materialliste	
• Verhaltensregel- und Vereinbarungsposter • Ziele-Poster • gelbe und rote Karte • Folie 3.3 (Wissenstest zur 2. Sitzung; Präsentation, vgl. Online-Materialien) • Folien 4.1, 4.2 und 4.3 (Präsentation, vgl. Online-Materialien) • Arbeitsblatt 4.1: Magische Spirale: Gedanken, Gefühle und Verhalten beeinflussen sich gegenseitig (vgl. Online-Materialien; identisch mit Arbeitsblatt 3.1) • Arbeitsblatt 4.2: Nur ein Spiel (vgl. Online-Materialien) • Arbeitsblatt 4.3: Verschiedene Merkmale von Runterziehern (vgl. Online-Materialien) • Runterzieher-Spiel (vgl. Online-Materialien) • Arbeitsblatt 4.4: Wissenstest zur 4. Sitzung (vgl. Online-Materialien) • ggf. Folienstifte *Beachte:* Die Trainerinnen bzw. Trainer sollten ein Beispiel mit einer persönlichen Situation vorbereiten, an dem sie die Magische Spirale (Zusammenhänge zwischen Situation, Gedanken [Runterzieher und Aufbauer], Gefühlen und Verhalten) darstellen können.	
Ziele der Sitzung	
• Einfluss von Gedanken auf Gefühle und Verhalten erarbeiten • Merkmale von „Runterziehern“ erarbeiten und klären, warum es wichtig ist, sie zu kennen	
Inhalte und Ablauf	**Zeitrahmen**
• Sitzkreis bilden • Wissenstest aus der 3. Sitzung besprechen • Thema der heutigen Sitzung: Die Magische Spirale	ca. 10 Minuten

• Die Magische Spirale:
  - Folie 4.1 und Arbeitsblatt 4.1
• unser Verhalten kann beeinflussen, was wir denken und wie wir uns fühlen
• Bedeutung von Runterziehern bewusstmachen:
  - Folie 4.2 und Arbeitsblatt 4.2
  - Folie 4.3 und Arbeitsblatt 4.3
• Runterzieher-Spiel
	ca. 60 Minuten

• Wissenstest zur 4. Sitzung • Alltagsbezug herstellen • Feedback zur Einhaltung der Verhaltensregeln und zur Mitarbeit geben • Ausblick auf die 5. Sitzung *(Think Tank - I)* geben	ca. 20 Minuten

5.4.1 Sitzkreis bilden

Alle setzen sich in einen Sitzkreis, der zur Tafel hin offen ist. Tafel, Beamer (ggf. Overhead-Projektor) sowie das Verhaltensregel- und Vereinbarungsposter sollten für die Trainerinnen bzw. Trainer gut erreichbar sein.

5.4.2 Wissenstest aus der 3. Sitzung besprechen

➡ Folie 3.3 (Wissenstest zur 3. Sitzung; Präsentation) zeigen. Feedback geben: Was war gut, was nicht? Wenn Inhalte fehlten oder falsche Antworten gegeben wurden, erneut erklären und inhaltlich klarstellen.

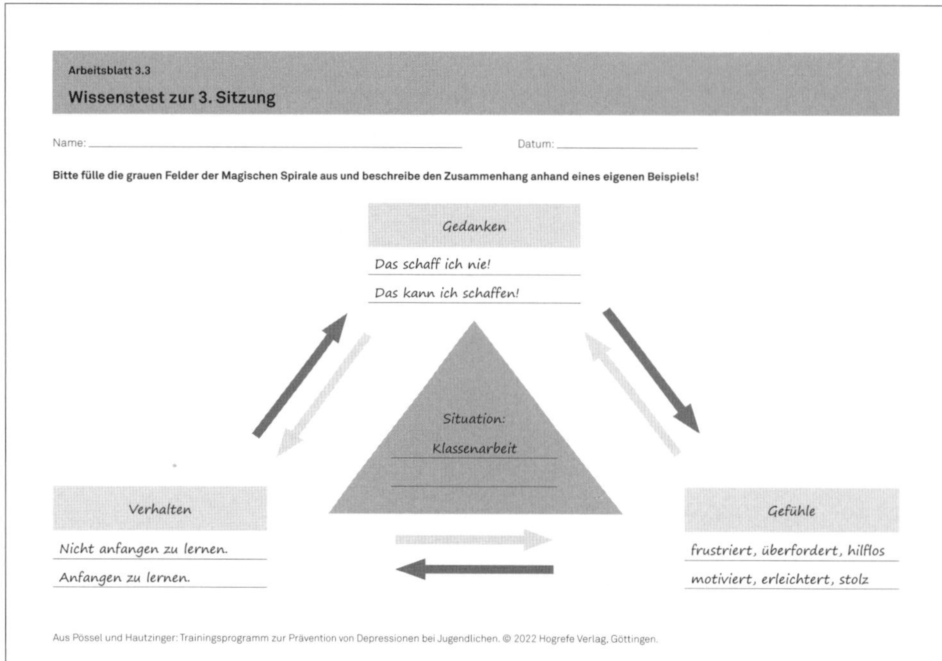

Arbeitsblatt 3.3

Wissenstest zur 3. Sitzung

Name: ______________________ Datum: ______________

Bitte fülle die grauen Felder der Magischen Spirale aus und beschreibe den Zusammenhang anhand eines eigenen Beispiels!

Gedanken

Das schaff ich nie!

Das kann ich schaffen!

Situation:

Klassenarbeit

Verhalten

Nicht anfangen zu lernen.

Anfangen zu lernen.

Gefühle

frustriert, überfordert, hilflos

motiviert, erleichtert, stolz

Abbildung 11: Wissenstest zur 3. Sitzung – Beispiellösung

Zur Auflösung des Wissenstest sollten die Trainerinnen bzw. Trainer den Zusammenhang von Gedanken, Gefühlen und Verhalten anhand eines eigenen Beispiels veranschaulichen (vgl. Abb. 11).

5.4.3 Thema der heutigen Sitzung

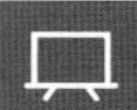

Tafel 4.1

Heutige Ziele:

- Ich verstehe, wie meine Gedanken meine Gefühle und mein Verhalten beeinflussen.
- Ich kenne die Merkmale von „Runterziehern".
- Ich verstehe, warum es wichtig ist, die Merkmale von „Runterziehern" zu kennen.

➡ Das an die Tafel Geschriebene vorlesen.

Wie letzte Woche angekündigt, werden wir uns heute mehr mit der Magischen Spirale beschäftigen. Es geht um das, was wir letzte Woche im Einzelnen besprochen haben: „Gedanken, Gefühle und Verhalten beeinflussen sich gegenseitig, und das kann man sich wie eine Spirale vorstellen."

5.4.4 Die Magische Spirale

➡ Arbeitsblatt 4.1 (Magische Spirale) austeilen und Folie 4.1 zeigen.

Lasst uns das gleiche Arbeitsblatt von letzter Woche verwenden und gemeinsam eine Situation aussuchen. Dann überlegen wir, wie ein runterziehender Gedanke in dieser Situation unsere Gefühle und unser Verhalten beeinflussen würde, und schauen uns danach an, was bei einem aufbauenden Gedanken mit unseren Gefühlen und unserem Verhalten passiert.

💡 Tipp: Es kann vorteilhaft sein, wenn eine Trainerin bzw. ein Trainer die Gruppe an einer eigenen Situation inkl. eigener Gedanken/Runterzieher, Gefühle und Verhalten teilhaben lässt. Dies erleichtert es den Jugendlichen, eigene Beispiele zu teilen. Außerdem normalisiert es Runterzieher, wenn auch die Trainerinnen und Trainer solche Gedanken eingestehen. Schließlich hilft das Teilen persönlicher Beispiele aus dem Leben der Trainerinnen und Trainer, Rapport zu schaffen.

Kennt ihr auch so etwas? Welche Situationen kennt ihr?

Was baut euch auf und was zieht euch runter in solchen Situationen?

➡ Beispielsituation von den Jugendlichen geben lassen und gemeinsam mit ihnen die mit dieser Situation verbundenen Gedanken (Aufbauer/Runterzieher), die Gefühle und das Verhalten erarbeiten.

Beispiel für die Situation „Aufstehen“:
1. Aufwärtsspirale:
   - *Gedanke:* Schule, wie ätzend! Naja, nicht alles an der Schule ist schlecht. XY ist ja meistens ganz interessant!
   - *Emotion:* Erleichterung, hoffnungsvoll, Freude.
   - *Verhalten:* Bei XY aktiv mitmachen.
   - *Gedanke nach der Schule:* Na also, wenigstens XY war doch wieder ganz nett!
2. Abwärtsspirale:
   - *Gedanke:* Schule, wie ätzend!
   - *Emotion:* Trauer, Unsicherheit, Angst.
   - *Verhalten in der Schule:* Darauf warten, dass die Schule zu Ende geht (sich langweilen; versuchen, ungestört durch den Vormittag zu kommen etc.).
   - Gedanke nach der Schule: Oh Mann, das war wieder echt ätzend, und morgen schon wieder Schule!

5.4.5 Unser Verhalten kann beeinflussen, was wir denken und wie wir uns fühlen

Wir haben die Magische Spirale bei den Gedanken beginnen lassen. Aber da es eine Spirale ist, kann sie auch bei den Gefühlen oder dem Verhalten starten. Wenn ihr z.B. gedacht habt, etwas geht nicht oder ihr könnt es nicht, und rafft euch dann doch auf oder findet den Mut, es zu probieren, und es funktioniert, dann kann euer Verhalten euer Denken und Fühlen verändern. Unser Verhalten kann also über die Erfahrungen, die wir damit machen, unsere Gedanken und Gefühle beeinflussen.

Fällt euch dafür ein Beispiel ein?

➡ Antworten der Jugendlichen sammeln.

Beispiel (falls den Jugendlichen nichts einfällt): Du schaust anderen beim Billiard, Dart (oder etwas anderem Vergleichbarem) zu und findest das toll. Plötzlich sagt eine der spielenden Personen zu dir: „He, versuch es doch selbst einmal!“ Du denkst: „Oh nein, das kann ich doch nie, ich hab’ das noch nie gemacht und keine Ahnung, wie das funktionieren soll.“ Aber schließlich probierst du es dann doch einmal aus, und du triffst das Brett, zunächst vielleicht am äußeren Rand, aber beim zweiten Versuch schon mehr in der Mitte. Oder du triffst die weiße Kugel und schaffst es, eine andere Kugel einzulochen. Du freust dich und denkst: „He, so schwer ist das ja gar nicht, wenn ich das noch ein bisschen übe, dann kann ich das bestimmt bald ganz gut. Das macht echt Spaß, das mache ich in Zukunft öfter.“

5.4.6 Bedeutung von Runterziehern bewusstmachen

➡ Arbeitsblatt 4.2 (Nur ein Spiel) austeilen und Folie 4.2 zeigen. Die Jugendlichen laut reihum ein bis zwei Sätze vorlesen lassen (vgl. den Text im folgenden Kasten).

Nur ein Spiel

Lars hat einiges über ein neues Spiel gehört und würde es gerne spielen, aber er hat nicht das Geld, um sich das Spiel zu kaufen. Als er sich überlegt, wie es trotzdem spielen könnte, fällt ihm ein, dass Ahmad, einer seiner Mitschüler, der nur ein paar Häuser von ihm entfernt wohnt, neulich erzählte, dass er sich das Spiel gekauft hat. Lars und Ahmad sind nicht unbedingt die besten Freunde, aber sie gehen nun schon seit fast vier Jahren in dieselbe Klasse. Also beschließt Lars, kurz rüberzugehen und sich das Spiel von Ahmad auszuleihen.

Kaum ist er jedoch die Treppe hinuntergerannt, da kommen ihm schon erste Zweifel: „Was, wenn der mir sein Spiel nicht leihen will?“ Er fühlt sich niedergeschlagen, während er sich erinnert: „Gestern nach der Schule ist er einfach an mir vorbeigegangen, ohne mich eines Blickes zu würdigen. Vielleicht hat er mich ja nicht gesehen, aber irgendwie ist er immer so komisch zu mir. Der hat bestimmt was gegen mich, wahrscheinlich kann er mich überhaupt nicht leiden. Oh verdammt, echt – wenn sich einer aus meiner Klasse von mir ein Spiel borgen wollte, ich würde es ihm sicher ausleihen – und warum der nicht? Man sollte sich doch immer gegenseitig helfen.“

Langsam wird Lars wütend. „Wie kann man einem nur einen so einfachen Gefallen abschlagen? Mensch, dabei könnte alles so einfach sein, aber Leute wie dieser Kerl vergiften mir mein Leben. Und dann bildet sich dieser Typ auch noch ein, ich sei auf ihn angewiesen, bloß, weil der mehr Taschengeld kriegt und dieses Spiel hat. Jetzt reicht es mir aber wirklich.“

Lars klingelt stürmisch an der Haustür von Ahmad und kocht innerlich. Ahmad öffnet die Tür - doch bevor er auch nur „Hallo" sagen kann, schreit ihn Lars auch schon an: „Behalt doch dein blödes Spiel!"

Was ist hier passiert?

➡ Antworten der Jugendlichen sammeln.

An dieser Geschichte kann man gut sehen, dass Runterzieher die *Abwärtsspirale* in Gang setzen. Lars weiß nicht, was Ahmad denkt und wie er reagieren wird. Aber anstatt einfach abzuwarten, beginnt er, sich Sorgen zu machen. Ein Runterzieher folgt dem nächsten - und was kommt dabei heraus? Lars ist wütend, brüllt Ahmad an, und das, was er wollte - das Spiel - bekommt er nicht. Wir sagen deshalb: *Runterzieher sind handlungsblockierend*. Sie verhindern, dass wir das tun, was wir eigentlich gerne tun wollen, und machen es uns schwer, so zu handeln, dass wir Erfolg haben und unser Ziel erreichen.

Runterzieher von äußeren Forderungen (Zwängen) abgrenzen:

Forderungen von außen sind etwas anderes als Runterzieher. Eine Forderung von außen ist beispielsweise, dass man als Jugendliche oder Jugendlicher aufgrund der Schulpflicht zur Schule gehen muss. Es gibt also äußere Zwänge oder Pflichten, die man in einer bestimmten Rolle - in unserem Beispiel als Schülerin oder Schüler - zu erfüllen hat. Das sind aber keine Runterzieher, sondern Tatsachen, die dazu führen, dass wir nicht so handeln können, wie wir möchten.

Tipp: Wenn der Einwand kommt, dass sich eine Jugendliche oder ein Jugendlicher aber schlecht fühlt, wenn sie oder er in die Schule muss, sollten dieses Gefühl und das Verhalten an der Tafel in eine Magische Spirale eingeordnet werden. Als Situation wird „Schule" notiert. Dann nach Gedanken fragen, die der oder dem Jugendlichen durch den Kopf gehen, wenn sie oder er daran denkt, dass sie bzw. er in die Schule gehen muss. So lassen sich Situation und Gedanke (Runterzieher) leicht trennen.

Es ist oft schwierig, Runterzieher zu erkennen. Häufig wissen wir nicht einmal, dass wir welche haben, und halten das, was sie uns sagen, ohne zu überlegen für die Wahrheit. Das ist so, wie wir nicht genau sagen können, in welcher Reihenfolge man am Morgen die Zähne geputzt hat, weil das irgendwie automatisch läuft. Aber so, wie man, wenn man darauf gezielt achtet, auch sagen kann, welchen Zahn man am Morgen zuerst geputzt hat, kann man auch gezielt darauf achten, was einem durch den Kopf geht. Es gibt einige *Merkmale, die helfen, unsere Runterzieher aufzuspüren*. Diese Merkmale wollen wir uns jetzt gemeinsam anschauen.

➡ Arbeitsblatt 4.3 (Verschiedene Merkmale von Runterziehern, vgl. Abb. 12) austeilen und Folie 4.3 zeigen.

Einen Runterzieher erkennt man an typischen Formulierungen oder Worten:

- Forderungs-Runterzieher: muss, sollte,
- Verallgemeinerungs-Runterzieher: nie, keiner, immer, alle,
- Katastrophen-Runterzieher: furchtbar, schrecklich,
- Mücke-Elefant-Runterzieher: aus einem einzelnen Ereignis wird auf alle folgenden Ereignisse oder auf eine größere Bedeutung geschlossen.

Tipp: Nicht jeder Satz ist ein Gedanke! Genau differenzieren: Situation, Gedanke, Gefühl und Verhalten. Gegebenenfalls nachfragen, welcher Gedanke hinter einem solchen Satz steckt.

1. Das Beispiel „Schule, wie ätzend" kann folgende Runterzieher beinhalten:
   - Forderungs-Runterzieher: „Schule muss mir Spaß machen."
   - Verallgemeinerungs-Runterzieher: „Alles an der Schule ist schlecht."
   - Katastrophen-Runterzieher: „Schule ist furchtbar."
   - Mücke-Elefant-Runterzieher: „Ich habe in Deutsch eine 5 geschrieben - ich bin eine totale Niete in der Schule."
2. Nicht in allen Sätzen, die mit starken negativen Gefühlen verbunden sind, sind Merkmale von Runterziehern explizit enthalten. Dann sollte der Satz so umformuliert werden, dass die runterziehenden (unrealistisch und handlungsblockierend) Merkmale explizit werden.
3. Es gibt etwas Wichtiges, das alle Runterzieher verbindet: Runterzieher lassen keine Ausnahmen zu und machen uns das Leben schwer!

Warum ist es nützlich, die Merkmale von Runterziehern zu kennen?

➡ Antworten der Jugendlichen sammeln.

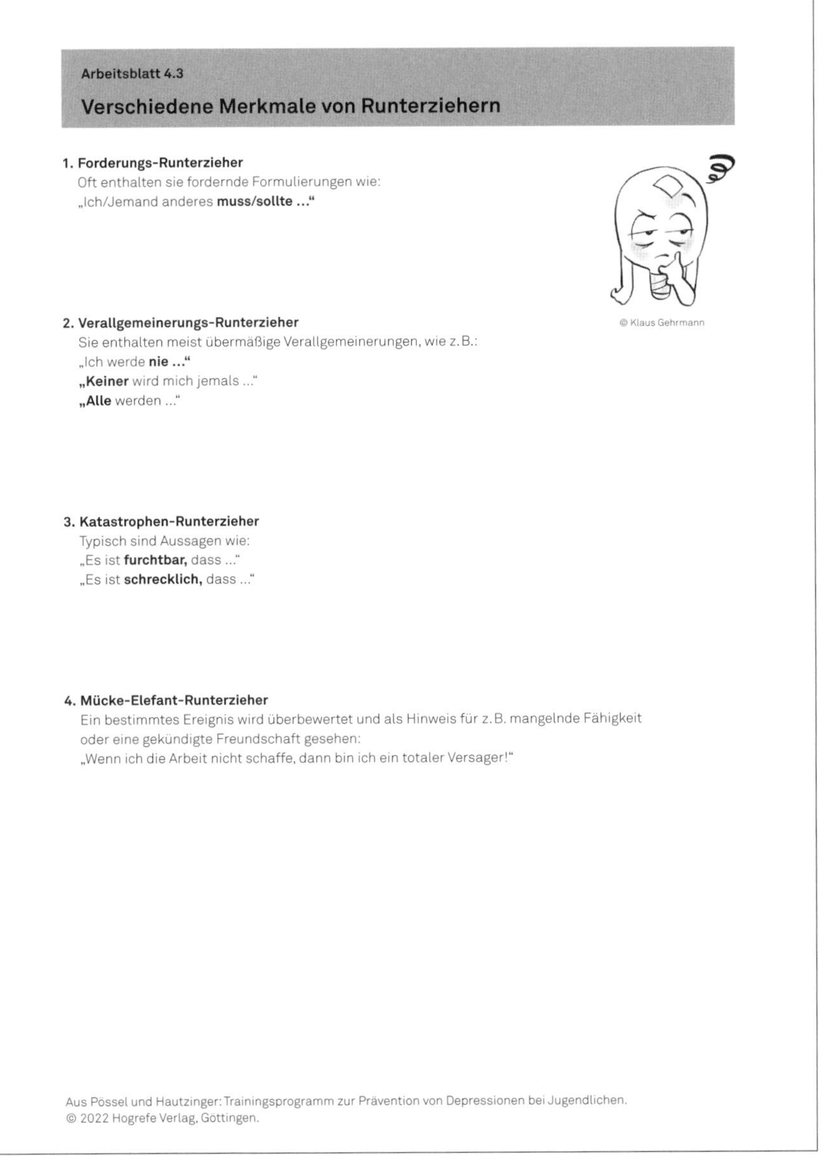
Arbeitsblatt 4.3

Verschiedene Merkmale von Runterziehern

1. **Forderungs-Runterzieher**
Oft enthalten sie fordernde Formulierungen wie:
„Ich/Jemand anderes **muss/sollte …**"

© Klaus Gehrmann

2. **Verallgemeinerungs-Runterzieher**
Sie enthalten meist übermäßige Verallgemeinerungen, wie z. B.:
„Ich werde **nie …**"
„**Keiner** wird mich jemals …"
„**Alle** werden …"

3. **Katastrophen-Runterzieher**
Typisch sind Aussagen wie:
„Es ist **furchtbar,** dass …"
„Es ist **schrecklich,** dass …"

4. **Mücke-Elefant-Runterzieher**
Ein bestimmtes Ereignis wird überbewertet und als Hinweis für z. B. mangelnde Fähigkeit oder eine gekündigte Freundschaft gesehen:
„Wenn ich die Arbeit nicht schaffe, dann bin ich ein totaler Versager!"

Abbildung 12:
Arbeitsblatt 4.3: Verschiedene Merkmale von Runterziehern

Ziel/Lösung: Wenn man die Merkmale von Runterziehern kennt, hilft das dabei, Runterzieher leichter aufzuspüren und sie bewusst wahrzunehmen.

5.4.7 Runterzieher-Spiel

➡ Zwei Gruppen bilden.

Aufgabe jeder Gruppe ist es, die typischen Worte (Merkmale) und/oder die Kategorie, denen der Runterzieher angehört, zu finden. Für jedes richtige Wort und jede richtige Kategorie gibt es einen Punkt, den diejenige Gruppe erhält, die zuerst die richtige Antwort gibt.

➡ Die Sätze langsam, laut und deutlich vorlesen. Maximal 60 Sekunden warten, damit es nicht unangenehm wird, wenn keiner Gruppe die Lösung einfällt. Lösung nennen und den nächsten Satz vorlesen.

Sätze für das Runterzieher-Spiel

Beispielsatz: Wenn sie/er mich nicht zur Geburtstagsparty einlädt, ist das eine *Katastrophe!*

Kategorie: Katastrophen-Runterzieher

Merkmal: das Wort „Katastrophe"

1. *Alle müssen* mich nett finden! (Verallgemeinerungs- und Forderungs-Runterzieher)
2. Wenn sie/er nicht mit mir ins Schwimmbad geht, mag sie/er mich nicht! (Mücke-Elefant-Runterzieher)
3. *Keine/Keiner* wird mich je toll finden! (Verallgemeinerungs-Runterzieher)

4. Es ist eine *Katastrophe,* wenn mich nicht alle super finden! (Katastrophen-Runterzieher, Verallgemeinerungs-Runterzieher)
5. Wenn sie/er mir nicht recht gibt, ist sie keine richtige Freundin/ist er kein richtiger Freund! (Mücke-Elefant-Runterzieher)
6. *Nie* werde ich es schaffen, sie/ihn anzusprechen! (Verallgemeinerungs-Runterzieher)
7. Wenn ich nicht mindestens eine 2 in der Deutscharbeit schreibe, ist das *schrecklich!* (Katastrophen-Runterzieher)
8. Niemand hat mich gefragt, ob ich heute mit ins Kino will. Das ist *furchtbar!* (Katastrophen-Runterzieher)
9. Sie/er *muss* mich mögen, sonst bin ich eine Null! (Forderungs- und Mücke-Elefant-Runterzieher)
10. Ich *muss* es schaffen! (Forderungs-Runterzieher)

Tipp: Wenn die Jugendlichen möchten, können die beiden Gruppen jeweils selbst noch ein paar Runterzieher entwerfen (max. 10 Minuten). In jeder Gruppe sollte eine Trainerin bzw. ein Trainierender anwesend sein, um darauf zu achten, dass es sich wirklich um Runterzieher-Sätze handelt. Anschließend soll die jeweils andere Gruppe die typischen Worte finden und die Sätze den Kategorien zuordnen. Hierfür hat sie pro Satz maximal 60 Sekunden Zeit.

Wie wir bereits zu Beginn der Stunde gesagt haben, machen es uns die Runterzieher nicht einfach, denn sie schleichen sich quasi heimlich ein, und wir merken oft gar nicht, wann sie auftreten. Vor allem, wenn man bestimmte Runterzieher schon oft gedacht hat, kommen die einem ganz automatisch in den Kopf. Sie machen uns fertig, und wir bemerken es oft nicht oder erst dann, wenn wir uns schon ganz elend fühlen. Unsere Chance ist es, sich die Gedanken bewusst zu machen, dann können wir sie verändern. Oft gehen wir davon aus, dass das, was wir denken, stimmt, ohne weiter darüber nachzudenken. Das kann man durchbrechen, indem man versucht, einen Schritt zur Seite zu treten und die eigenen Gedanken kritisch zu überprüfen. Schließlich glauben wir anderen Leuten auch nicht vorbehaltlos, was sie für richtig halten, oder?

5.4.8 Wissenstest zur 4. Sitzung

➡ Arbeitsblatt 4.4 (Wissenstest zur 4. Sitzung) austeilen.

Die Jugendlichen bearbeiten den Wissenstest. Sie sollen darin beschreiben, was die Magische Spirale erklärt.

➡ Wissenstest einsammeln.

5.4.9 Alltagsbezug herstellen

Wie kann uns das, was wir in der heutigen Stunde gemacht haben, im Alltag helfen?

Was bringt es uns, die Merkmale von Runterziehern zu kennen?

Wie kann uns das, was wir heute besprochen haben, dabei helfen, unsere Ziele zu erreichen?

➡ Antworten der Jugendlichen sammeln.

Mögliche Antworten: Wenn wir denken, dass wir etwas tun oder erreichen können, dann geben wir der Sache eine Chance. Wenn wir denken, dass wir etwas sowieso nicht erreichen können, dann versuchen wir es erst gar nicht.

5.4.10 Feedback zur Einhaltung der Verhaltensregeln und zur Mitarbeit geben

Konkret angeben, an welche Verhaltensregeln und Vereinbarungen sich die Gruppe gut gehalten hat und welche von diesen in der nächsten Sitzung eventuell noch stärker beachtet werden sollten. Dabei auf die einzelnen Punkte des Verhaltensregel- und Vereinbarungsposters verweisen.

5.4.11 Ausblick auf die 5. Sitzung (*Think Tank – I*) geben

Nachdem wir uns heute mit Runterziehern beschäftigt haben, schauen wir uns in der nächsten Stunde an, was ein Realitätscheck ist und wie uns dieser dabei helfen kann, einen Runterzieher loszuwerden.

5.5 Fünfte Sitzung: Think Tank – I

Materialliste

- Verhaltensregel- und Vereinbarungsposter
- Ziele-Poster
- gelbe und rote Karte
- Folie 4.4 (Wissenstest zur 4. Sitzung; Präsentation, vgl. Online-Materialien)
- Folien 5.1, 5.2, 5.3 und 5.4 (Präsentation, vgl. Online-Materialien
- Arbeitsblatt 5.1: Auf die Perspektive kommt es an! (vgl. Online-Materialien)
- Arbeitsblatt 5.2: Realitätscheck – Was ist das? Wie geht das? (vgl. Online-Materialien)
- Arbeitsblatt 5.3: Realitätscheck – Beispiel (vgl. Online-Materialien)
- Arbeitsblatt 5.4: Wie formuliere ich einen Aufbauer? (vgl. Online-Materialien)
- Realitätscheck-Detektivspiel, die einzelnen Runterzieher werden vor der Sitzung in Papierstreifen geschnitten (vgl. Online-Materialien)
- Runterzieher-Poster für das Realitätscheck-Detektivspiel, vorab vorbereiten
- Klebeband o. Ä. zum Befestigen der Papierstreifen an das Runterzieher-Poster
- Arbeitsblatt 5.5: Wissenstest zur 5. Sitzung (vgl. Online-Materialien)
- ggf. Folienstifte

Beachte: Die Trainerinnen bzw. Trainer sollten jeweils ein persönliches Beispiel für einen Runterzieher vorbereiten, das einen Bezug zu einem persönlichen Ziel hat.

Ziele der Sitzung

- Realitätscheck einführen und trainieren
- es wird geübt, Evidenz für und gegen Runterzieher zu erkennen
- einführen, wie realistische und hilfreiche Gegengedanken (= Aufbauer) aussehen

Inhalte und Ablauf	Zeitrahmen
• Sitzkreis bilden • Wissenstest aus der 4. Sitzung besprechen • Anwendung der Inhalte aus *Magische Spirale* diskutieren • Thema der heutigen Sitzung: Realitätscheck	ca. 10 Minuten

• Realitätscheck:
  – Folie 5.1 und Arbeitsblatt 5.1
  – Folie 5.2 und Arbeitsblatt 5.2
• Realitätscheck-Detektivspiel:
  – Runterzieher-Poster (Poster 5.1)
• Beispiel für einen Realitätscheck:
  – Folie 5.3 und Arbeitsblatt 5.3
• neue, realistische und hilfreiche Gegengedanken (Aufbauer) bilden:
  – Folie 5.4 und Arbeitsblatt 5.4
	ca. 60 Minuten

• Wissenstest zur 5. Sitzung • Alltagsbezug herstellen • Feedback zur Einhaltung der Verhaltensregeln und zur Mitarbeit geben • Ausblick auf die 6. Sitzung *(Think Tank – II)* geben	ca. 20 Minuten

5.5.1 Sitzkreis bilden

Alle setzen sich in einen Sitzkreis, der zur Tafel hin offen ist. Tafel, Beamer (ggf. Overhead-Projektor) sowie das Verhaltensregel- und Vereinbarungsposter sollten für die Trainerinnen bzw. Trainer gut erreichbar sein.

5.5.2 Wissenstest aus der 4. Sitzung besprechen

➡ Folie 4.4 (Wissenstest zur 4. Sitzung; Präsentation) zeigen. Feedback geben: Was war gut, was nicht? Wenn Inhalte fehlten oder falsche Antworten gegeben wurden, erneut erklären und inhaltlich klarstellen.

Mögliche Lösung des Wissenstests zur 4. Sitzung:

Was erklärt die Magische Spirale?

Die Magische Spirale erklärt den Zusammenhang zwischen Gedanken, Gefühlen und Verhalten. Sie zeigt, wie Gedanken (Runterzieher, Aufbauer) Gefühle und Verhalten beeinflussen können. Runterzieher lösen abwärtsgerichtete Magische Spiralen aus, Aufbauer lösen aufwärtsgerichtete Magische Spiralen aus, führen damit zu positiveren Gefühlen und ermöglichen aktives Verhalten.

5.5.3 Anwendung der Inhalte aus *Magische Spirale* diskutieren

Nachdem wir das letzte Mal die Magische Spirale besprochen haben: Habt ihr Gedanken wahrgenommen, die eure Gefühle beeinflussen?

Habt ihr schon Runterzieher an euch selbst oder anderen wahrgenommen? Welche?

➡ Die Trainerinnen bzw. Trainer sollten Beispiele mit Bezug auf ihre eigenen Ziele beitragen.

5.5.4 Thema der heutigen Sitzung

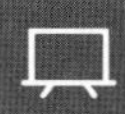

Tafel 5.1

Heutige Ziele:
- Ich verstehe, was mit Realitätscheck gemeint ist, und kann einen durchführen.
- Ich kann Evidenz identifizieren, die einen Runterzieher unterstützt, und solche, die gegen einen Runterzieher spricht.
- Ich weiß, wie realistische und hilfreiche Gegengedanken (= Aufbauer) aussehen.

➡ Das an die Tafel Geschriebene vorlesen.

Nachdem wir letzte Woche erfahren haben, was Runterzieher sind und an welchen Merkmalen wir sie erkennen können, werden wir uns heute mit dem Realitätscheck beschäftigen und sehen, wie er uns dabei helfen kann, einen Runterzieher loszuwerden.

5.5.5 Realitätscheck

➡ Arbeitsblatt 5.1 (Auf die Perspektive kommt es an!) austeilen und Folie 5.1 zeigen.

Ziel/Lösung: Der Weg zur Lösung besteht darin, über die Grenzen der durch die Sterne vorgegebenen Struktur hinaus zu zeichnen, dann sind entsprechend mehrere Lösungen möglich. Eine könnte z. B. so wie in Abb. 13 aussehen.

Wie wir an dieser Übung gesehen haben, kommt es manchmal auf den *Blickwinkel* an. Wir sind oft so verhaftet in unseren Vorstellungen, dass wir so einseitig denken, als hätten wir ein Brett vorm Kopf. Genau wie in diesem *Beispiel können unsere Gedanken manchmal bewirken, dass wir es nicht schaffen, bestimmte Dinge oder Situationen anders zu sehen, als wir es bisher gewohnt sind.* Das liegt daran, dass unsere Wahrnehmung, also das, was wir z. B. sehen, sehr stark davon abhängt, was oder woran wir gerade denken, wie in dem Beispiel mit den Sternen.

Genau das gilt auch, wenn wir einen Runterzieher finden. Oft ist die Situation in Wirklichkeit nicht so schlimm, wie wir sie wahrnehmen. Denn besonders, wenn wir schlecht drauf sind, neigen wir alle dazu, nur einen Teil der Realität wahrzunehmen, insbesondere die Dinge, die uns in der eigenen Stimmung bestärken.

Beispiel: Wenn wir mit dem falschen Fuß zuerst aufgestanden sind, sehen wir die zehn Leute, die uns nett anlächeln, nicht – wir sehen nur den, der uns einen unfreundlichen Blick zuwirft, oder interpretieren einen neutralen oder desinteressierten Blick als unfreundlich.

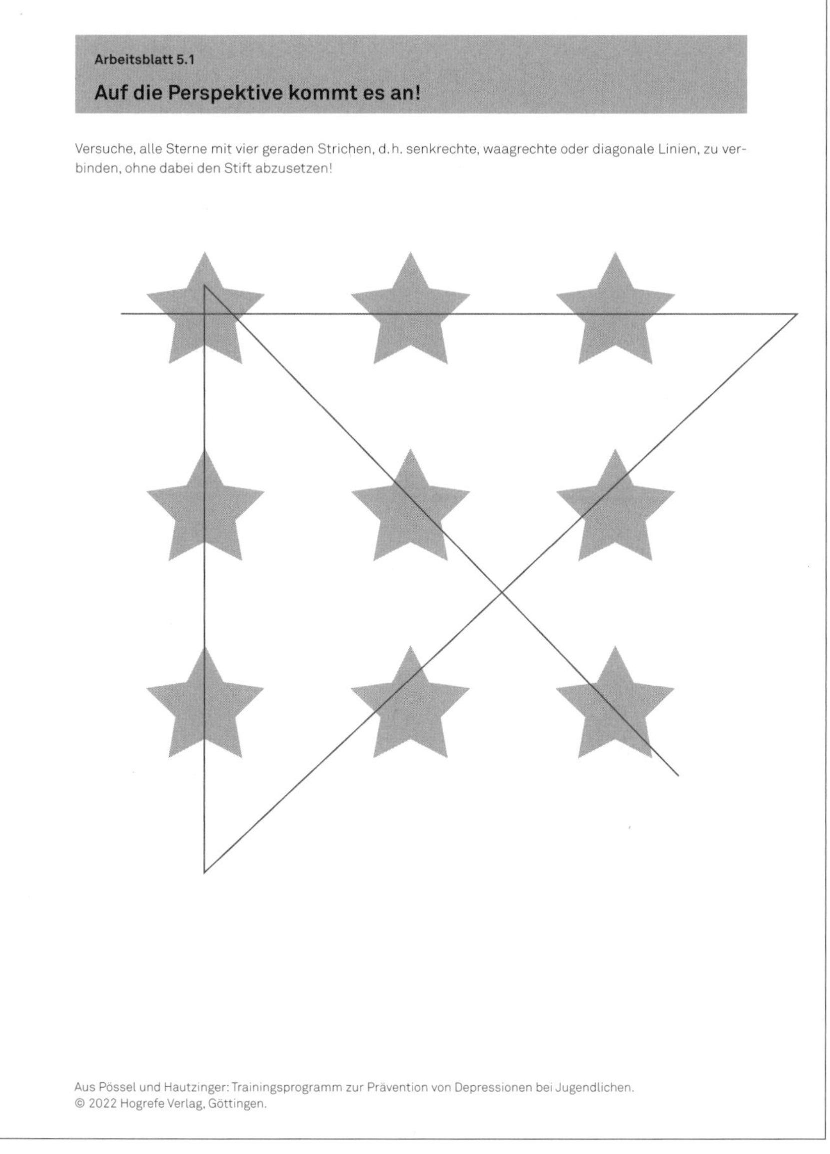
Arbeitsblatt 5.1

Auf die Perspektive kommt es an!

Versuche, alle Sterne mit vier geraden Strichen, d. h. senkrechte, waagrechte oder diagonale Linien, zu verbinden, ohne dabei den Stift abzusetzen!

Aus Pössel und Hautzinger: Trainingsprogramm zur Prävention von Depressionen bei Jugendlichen. © 2022 Hogrefe Verlag, Göttingen.

Abbildung 13:
Arbeitsblatt 5.1: Auf die Perspektive kommt es an! – Beispiellösung

Um diesen oft automatisch ablaufenden „Teufelskreis" zu durchbrechen, können wir einen sogenannten Realitätscheck durchführen.

➡ Folie 5.2 (Realitätscheck – Was ist das? Wie geht das?) zeigen.

Die Trainerinnen bzw. Trainer sollten die Schritte 1 bis 4 des Realitätschecks (vgl. Abb. 14) einzeln durchgehen und jeweils anhand des Beispiels besprechen.

Schritt 1: Gefühle

Ein Gefühl könnte sein: „Ich fühle mich so schlecht (traurig, wütend, hilflos etc.)!"

Ich sage zu mir selbst: „STOP! Wieso fühle ich mich so?"

Schritt 2: Gedanken

Welchen Runterzieher könnte ich gerade haben? (Die Trainerinnen bzw. Trainer sollten für ein paar Sekunden warten, um den Jugendlichen Zeit zu geben nachzudenken.)

Mögliche Runterzieher: „Ich bin ein totaler Versager.", „Ich werde durchfallen.", „Meine Eltern werden mich umbringen." etc. (Die Trainerinnen bzw. Trainer sollten die Jugendlichen fragen, ob das Runterzieher sind und woran sie das erkennen können.)

Schritt 3: Check it out!

Was spricht gegen den Runterzieher? Gibt es andere Erklärungen für die Situation/das Verhalten der anderen als das, was ich denke? Gibt es Ausnahmen? Wo ist es nicht so?

Mögliche Antworten:

a) „Ich habe gute Noten in anderen Fächern, also kann ich kein totaler Versager sein."
b) „Dieser Test war ziemlich hart und ich habe bessere Noten in anderen Tests in diesem Fach."
c) „Ich hatte schon früher mal schlechte Noten in Tests und meine Eltern sind nicht wütend geworden."

Schritt 4: Aufbauer entwickeln

Die Trainerinnen bzw. Trainer sollten darauf hinweisen, dass die Entwicklung von Aufbauern später in der Sitzung besprochen werden wird.

➡ Arbeitsblatt 5.2 (Realitätscheck – Was ist das? Wie geht das?, vgl. Abb. 14) austeilen.

💡 Tipp: Sollten die Jugendlichen Schwierigkeiten haben, den Realitätscheck zu verstehen, können sie auch in Kleingruppenarbeit mit Unterstützung der Trainerinnen bzw. Trainer jeweils ein eigenes Beispiel entwickeln und dieses dann der Gesamtgruppe vorstellen.

> Findet euch in Zweier- oder Dreiergruppen zusammen. Einigt euch auf eine Situation und geht mögliche Gefühle und Gedanken durch sowie Dinge, die für und gegen den Runterzieher sprechen. Stellt dann euren Realitätscheck in der Gesamtgruppe vor.

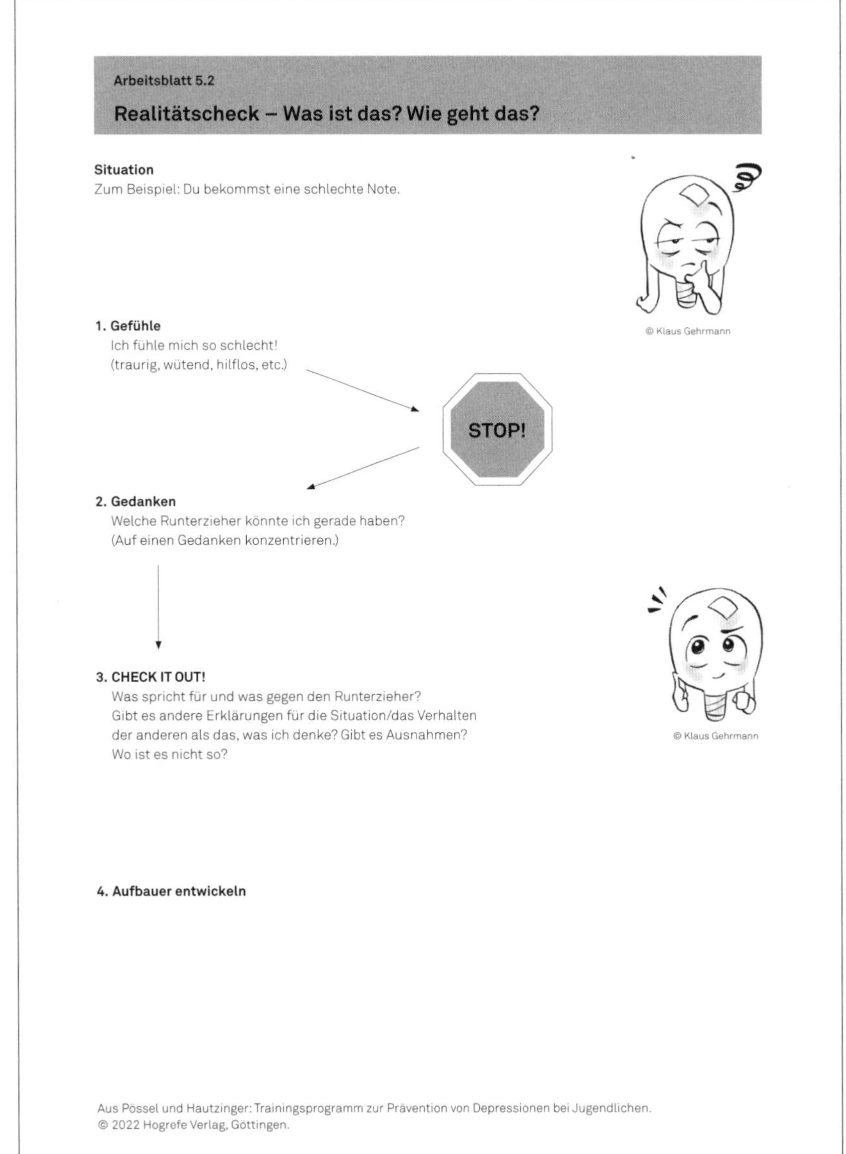

Arbeitsblatt 5.2

Realitätscheck – Was ist das? Wie geht das?

Situation
Zum Beispiel: Du bekommst eine schlechte Note.

© Klaus Gehrmann

1. Gefühle
Ich fühle mich so schlecht!
(traurig, wütend, hilflos, etc.)

STOP!

2. Gedanken
Welche Runterzieher könnte ich gerade haben?
(Auf einen Gedanken konzentrieren.)

3. CHECK IT OUT!
Was spricht für und was gegen den Runterzieher?
Gibt es andere Erklärungen für die Situation/das Verhalten der anderen als das, was ich denke? Gibt es Ausnahmen?
Wo ist es nicht so?

© Klaus Gehrmann

4. Aufbauer entwickeln

Abbildung 14:
Arbeitsblatt 5.2: Realitätscheck – Was ist das? Wie geht das?

5.5.6 Realitätscheck-Detektivspiel

Wahrheitsgehalt (Evidenzen) zusammentragen

OK, lasst uns jetzt mehr über Schritt 3, „Check it out!“, des Realitätschecks sprechen. Wir werden insbesondere darüber sprechen, wie richtig und wahr, wie hilfreich und realistisch ein Gedanke ist. Manchmal ist es nicht einfach, alternative Erklärungen zu finden. Solche Erklärungen zu finden ist, wie wenn Detektive nach Hinweisen (Spuren) suchen, um einen Fall zu lösen. Im Realitätscheck-Detektivspiel werden wir entscheiden, ob die Argumente, die auf diesen Papierstreifen stehen, eindeutig für oder gegen den Runterzieher sprechen.

Für diese Übung wird das Material „Realitätscheck-Detektivspiel“ (vgl. auch folgender Kasten) benötigt. Die einzelnen Sätze sollten vor der Sitzung in Streifen ausgeschnitten werden.

Realitätscheck-Detektivspiel

Spricht für den Runterzieher:

1. In unserem Streit hat mir mein Vater gesagt, wie enttäuscht er ist.
2. Allein in der letzten Woche haben mein Vater und ich uns dreimal gestritten.
3. Ich habe im letzten Spiel eine Torchance vergeben und mein Team hat verloren.
4. Ich habe eine 4 in Mathe bekommen.

Spricht gegen den Runterzieher:

1. Letzte Woche habe ich eine 2 in Englisch bekommen und mein Vater hat mir gesagt, wie stolz er ist.
2. Ich schieße die meisten Tore in meinem Team.
3. Mein Vater streitet auch mit meinem Bruder und ich weiß, dass er stolz auf ihn ist.
4. Alle meine Noten sind gut genug, sodass ich versetzt worden bin.
5. Mein Vater hatte gestern einen langen Tag und war schon ärgerlich, als er nach Hause kam.
6. Ich habe bessere Noten in Sprachen als in Mathe und Chemie.
7. Mein Fußballtrainer hat mich gebeten, einem neuen Mitspieler zu zeigen, wie man Freistöße schießt.

➡ Jede und jeder Jugendliche erhält einen bis zwei Papierstreifen (abhängig von der Gruppengröße), denkt *über den auf dem Papierstreifen stehenden Satz* nach und entscheidet, ob die Evidenz für oder gegen den Runterzieher spricht. Anschließend bespricht die Gruppe, ob alle Teilnehmenden zustimmen, bevor ein Papierstreifen auf das Runterzieher-Poster (Poster 5.1, vgl. unten) geheftet wird.

💡 Tipp: Es ist wichtig, dass die Jugendlichen lernen, dass es oft Evidenz gibt, die einen Runterzieher unterstützt, aber ebenso oft auch solche, die ihm widerspricht. Die Frage ist also nicht, ob es unterstützende Evidenz gibt, sondern, welche widersprechende Evidenz es gibt. Das öffnet die Tür für alternative Erklärungen.

💡 Tipp: Die Trainerinnen bzw. Trainer sollten darauf hinweisen, dass die Evidenz für einen Runterzieher von vergangenen Ereignissen stammen kann und damals möglicherweise korrekt war, dies aber heute nicht mehr stimmen muss.

Anweisungen für das Realitätscheck-Detektivspiel

Situation: Gestern Abend hattest du Streit mit deinem Vater, und er hat dir in wütendem Ton gesagt, dass er mit deinen Noten und deinem Spiel im Fußballteam enttäuscht ist.

Gefühl: wütend, frustriert, traurig (die Teilnehmenden fragen, wie sie sich fühlen würden)

Runterzieher: Mein Vater und ich streiten uns immer nur und er wird immer von mir enttäuscht sein. Ich bin dumm und in nichts gut.

➡ Runterzieher-Poster (Poster 5.1) aufhängen.

Poster 5.1: Runterzieher-Poster

Runterzieher: Mein Vater und ich streiten uns immer nur und er wird immer von mir enttäuscht sein. Ich bin dumm und in nichts gut.

Evidenz	
Spricht für den Runterzieher	**Spricht gegen den Runterzieher**

Die Jugendlichen heften die Papierstreifen an das Poster.

Was denkt ihr, reicht ein einziger Realitätscheck aus, um die eigenen Runterzieher verschwinden zu lassen?

➡ Antworten der Jugendlichen sammeln.

Warum verschwindet ein Runterzieher nicht, wenn man einen Realitätscheck durchgeführt hat?

➡ Antworten der Jugendlichen sammeln.

Ziel beider Fragen: Nein, weil Runterzieher oft schon lange da sind und automatisch auftauchen, verschwindet ein Runterzieher nicht gleich nach dem ersten Realitätscheck. Um ihn loszuwerden, *ist es wichtig, den Realitätscheck öfter durchzuführen.*

5.5.7 Beispiel für einen Realitätscheck

➡ Arbeitsblatt 5.3 (Realitätscheck – Beispiel) austeilen und Folie 5.3 zeigen.

➡ Die einzelnen Schritte des Realitätschecks auf Arbeitsblatt 5.3 gemeinsam mit den Jugendlichen an einem Beispiel durchgehen.

Beispiele: Falls die Jugendlichen keine Ideen für eigene Situationen haben, können die Trainerinnen bzw. Trainer folgende Situationen vorschlagen:

1. Einen Streit mit meiner besten Freundin oder meinem besten Freund haben.
2. Jemanden fragen, ob sie/er mich mag, und sie/er sagt nein.
3. In einem Test durchfallen (z. B. Mofaführerscheinprüfung).
4. In einem Spiel nicht gut spielen.
5. Meine Eltern beschuldigen mich für etwas, was ich nicht getan habe.
6. Ich werde nicht zu einer Party eingeladen, zu der meine Freundinnen oder Freunde eingeladen werden.
7. Meine Freundin bzw. mein Freund macht mit mir Schluss.
8. Jemand lacht, wenn ich ein Referat in meiner Klasse halte.
9. Meine beste Freundin bzw. mein bester Freund zieht weg.
10. Meine Freundinnen bzw. meine Freunde gehen ohne mich ins Kino.

5.5.8 Neue, realistische und hilfreiche Gegengedanken (Aufbauer) bilden

➡ Arbeitsblatt 5.4 (Wie formuliere ich einen Aufbauer?, vgl. Abb. 15) austeilen und Folie 5.4 zeigen.

Wenn ihr merkt, dass ihr gerade einen Runterzieher habt, könnt ihr diesen Gedanken bewusst durch einen aufbauenden Gegengedanken ersetzen. Das bedeutet nicht, dass ihr die Welt und euch nur noch rosarot sehen sollt. Aufbauer sind realistische und hilfreiche Gedanken, die uns helfen, Handlungsalternativen wahrzunehmen. Aufbauer können unsere Stimmung positiv beeinflussen. Oft genügt es, die „typischen“ extremen Formulierungen, also die Merkmale eines Runterziehers, durch weniger extreme Worte zu ersetzen, um einen Aufbauer zu bilden.

5.5.9 Wissenstest zur 5. Sitzung

➡ Arbeitsblatt 5.5 (Wissenstest zur 5. Sitzung) austeilen.

Die Jugendlichen sollen anhand eines eigenen Beispiels einen kompletten Realitätscheck durchführen.

Wenn ihr euch eine Situation überlegt, denkt daran: Häufig tauchen Runterzieher in Situationen auf, in denen es um Leistung oder Anerkennung durch andere geht.

Beispiele:

- Leistung: Klassenarbeiten oder Sport
- Anerkennung: bei Klassenprojekten, auf einer Party, bei der Auseinandersetzung mit Freundinnen oder Freunden

Beschreibt die Situation, die ihr euch ausgesucht habt, kurz und dann überlegt, welcher Runterzieher euch durch den Kopf geht, wenn ihr euch diese Situation vorstellt. Anschließend führt bitte für diesen Runterzieher einen Realitätscheck durch, so wie wir es vorher gemeinsam getan haben.

➡ Wissenstest einsammeln.

Arbeitsblatt 5.4

Wie formuliere ich einen Aufbauer?

Wann ist ein Gedanke ein Aufbauer?
- Aufbauer sind realistisch und hilfreich.
- Aufbauer können unsere Gefühle positiv beeinflussen.
- Aufbauer sind nicht extrem.

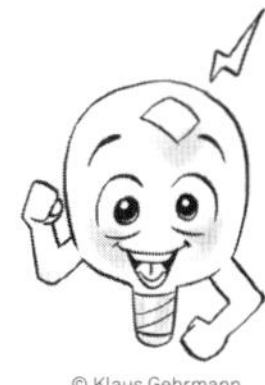

© Klaus Gehrmann

Wie können wir aus einem Runterzieher einen Aufbauer machen?
→ Ersetze die typischen, extremen Worte des Runterziehers: Oft ist es genug, ein oder zwei Schlüsselworte eines Runterziehers durch weniger extreme Worte zu ersetzen.

Beispiele

1. **Forderungs-Runterzieher:**
muss, sollte → kann; es wäre schön, wenn ...

2. **Verallgemeinerungs-Runterzieher**
nie → derzeit noch nicht
keiner, alle → einige
werden → vielleicht

3. **Katastrophen-Runterzieher**
furchtbar, schrecklich → schade, traurig

4. **Mücke-Elefant-Runterzieher**
totaler Versager → nicht gut in diesem Fach
wenn ... dann ... → wenn ... muss nicht heißen ...

Abbildung 15:
Arbeitsblatt 5.4: Wie formuliere ich einen Aufbauer?

5.5.10 Alltagsbezug herstellen

War die Idee, nach Evidenz für unsere Gedanken zu suchen, neu für euch? Wenn nicht, habt ihr das schon mal gemacht?

Was sind gute Situationen, wenn es hilfreich sein könnte, einen Realitätscheck zu machen?

Wie könnte es uns helfen, unsere Ziele zu erreichen, wenn wir einen Realitätscheck machen?

Von allem, was wir heute besprochen haben, was fandet ihr besonders wichtig/hilfreich? Warum?

➡ Antworten der Jugendlichen sammeln.

5.5.11 Feedback zur Einhaltung der Verhaltensregeln und zur Mitarbeit geben

Konkret angeben, an welche Verhaltensregeln und Vereinbarungen sich die Gruppe gut gehalten hat und welche von diesen in der nächsten Sitzung eventuell noch stärker beachtet werden sollten. Dabei auf die einzelnen Punkte des Verhaltensregel- und Vereinbarungsposters verweisen.

5.5.12 Ausblick auf die 6. Sitzung *(Think Tank – II)* geben

Nachdem ihr heute gesehen habt, wie ein Realitätscheck euch dabei helfen kann, Runterzieher kritisch zu hinterfragen und zu einem Aufbauer zu gelangen, beschäftigen wir uns in der nächsten Stunde noch stärker mit den Aufbauern.

5.6 Sechste Sitzung: Think Tank – II

<table>
<tr><th colspan="2">Materialliste</th></tr>
<tr><td colspan="2">

- Verhaltensregel- und Vereinbarungsposter
- Ziele-Poster
- gelbe und rote Karte
- Folie 5.5 (Wissenstest zur 2. Sitzung; Präsentation, vgl. Online-Materialien)
- Aufbauer-Spiel (vgl. Online-Materialien)
- ggf. Folie 6.1 und 6.2 (Präsentation, vgl. Online-Materialien)
- Arbeitsblatt 6.1: Runterzieher-Aufbauer-Comic (vgl. Online-Materialien), idealerweise auch als Folie für den Overhead-Projektor, da auf die Folie gezeichnet werden soll (alternativ Folie 6.1 aus der Präsentation verwenden)
- für Alternative 1 zur Arbeit mit Arbeitsblatt 6.1: großformatiges Papier und entsprechende Stifte
- für Alternative 2 zur Arbeit mit Arbeitsblatt 6.1: großformatiges Papier, auf das vorab das Schema von Arbeitsblatt 6.1 für eine Kleingruppenarbeit übertragen wird (Poster)
- Arbeitsblatt 6.2: In welchen für mich positiven Situationen kann ich meine Aufbauer trainieren? (Beispielsituationen) (vgl. Online-Materialien), idealerweise auch als Folie für den Overhead-Projektor, da auf die Folie gezeichnet werden soll (alternativ Folie 6.1 aus der Präsentation verwenden)
- Arbeitsblatt 6.3: Wissenstest zur 6. Sitzung (vgl. Online-Materialien)
- Folienstifte

Beachte: Die Trainerinnen bzw. Trainer sollten ihren eigenen Runterzieher-Aufbauer-Comic zeichnen. Zudem sollten sie sich mindestens eine (positive) alltägliche Situation überlegen, in der sie Aufbauer trainieren könnten.
</td></tr>
<tr><th colspan="2">Ziele der Sitzung</th></tr>
<tr><td colspan="2">

- Bedeutung von Aufbauern erläutern
- begründen, warum Aufbauer trainiert werden müssen
- Alltagssituationen, in denen Aufbauer trainiert werden können, erarbeiten
</td></tr>
<tr><th>Inhalte und Ablauf</th><th>Zeitrahmen</th></tr>
<tr><td>

- Sitzkreis bilden
- Wissenstest aus der 5. Sitzung besprechen
- Thema der heutigen Sitzung: Aufbauer
</td><td>ca. 10 Minuten</td></tr>
<tr><td>

- Aufbauer-Spiel
- Runterzieher-Aufbauer-Comic zeichnen:
  - Arbeitsblatt 6.1, auch als Overhead-Folie oder Folie 6.1
- bisher Gelerntes zusammenfassen
- Bedeutung des Trainings von Aufbauern erläutern:
  - Folie 6.2 und Arbeitsblatt 6.2
- von Gedanken zum Verhalten überleiten
</td><td>ca. 60 Minuten</td></tr>
<tr><td>

- Wissenstest zur 6. Sitzung
- Alltagsbezug herstellen
- Feedback zur Einhaltung der Verhaltensregeln und zur Mitarbeit geben
- Ausblick auf die 7. Sitzung *(Just do it – I)* geben
</td><td>ca. 20 Minuten</td></tr>
</table>

5.6.1 Sitzkreis bilden

Alle Teilnehmenden bilden einen halboffenen Sitzkreis. Die offene Seite sollte der Tafel zugewandt sein, sodass Tafel, Beamer, Overhead-Projektor sowie das Verhaltensregel- und Vereinbarungsposter leicht in den Unterricht einbezogen werden können. Die Trainerinnen bzw. Trainer setzen sich ebenfalls mit in den Kreis.

5.6.2 Wissenstest aus der 5. Sitzung besprechen

➡ Folie 5.5 (Wissenstest zur 5. Sitzung; Präsentation) zeigen. Feedback geben: Was war gut, was nicht? Wenn Inhalte fehlten oder falsche Antworten gegeben wurden, erneut erklären und inhaltlich klarstellen.

Zur Auflösung des Wissenstest sollten die Trainerinnen bzw. Trainer den Realitätscheck anhand eines Beispiels veranschaulichen (vgl. Abb. 16).

5.6.3 Thema der heutigen Sitzung

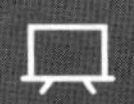

Tafel 6.1

Heutige Ziele:
- Ich verstehe die Bedeutung von Aufbauern.
- Ich verstehe, warum es wichtig ist Aufbauer zu trainieren.
- Ich weiß, wann ich am besten meine Aufbauer trainieren kann.

➡ Das an die Tafel Geschriebene vorlesen.

Wir werden uns heute mit den Aufbauern beschäftigen und vertiefen, warum es wichtig ist, die eigenen Aufbauer im Alltag zu trainieren.

Könnt ihr euch noch daran erinnern, was Aufbauer sind?

Wisst ihr noch, wie man einen Aufbauer entwickeln kann?

 Ziel/Lösung:

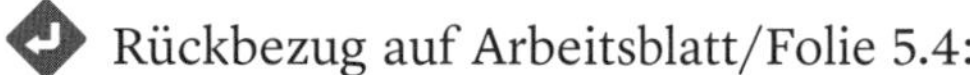

Rückbezug auf Arbeitsblatt/Folie 5.4:
- Aufbauer sind realistische und hilfreiche Gedanken, die uns helfen, Handlungsalternativen wahrzunehmen.
- Aufbauer können unsere Stimmung positiv beeinflussen.
- Aufbauer lassen sich häufig dadurch entwickeln, dass man die für Runterzieher typischen Merkmale verändert.

5.6.4 Aufbauer-Spiel

➡ Zwei Gruppen bilden.

Aufgabe jeder Gruppe ist es, Aufbauer zu entwerfen. Benötigt wird das Material „Aufbauer-Spiel“ (vgl. auch Tab. 3). Die Runterzieher-Sätze werden nach und nach vorgelesen. Anschließend jeweils maximal 60 Sekunden warten, damit es nicht unangenehm wird, wenn keiner Gruppe ein geeigneter Aufbauer einfällt. Dann den nächsten Runterzieher vorlesen. Für jeden richtigen Aufbauer bekommt die Gruppe, die zuerst eine richtige Antwort gibt, einen Punkt.

➡ Zuerst Beispielsatz und -aufbauer nennen. Die Runterzieher langsam, laut und deutlich vorlesen.

Beispielsatz: Wenn sie/er mich nicht zur Geburtstagsparty einlädt, ist das eine *Katastrophe!*

Aufbauer: Wenn sie/er mich nicht zur Geburtstagsparty einlädt, ist das schade!

Tipp: Wenn die Jugendlichen möchten, können die beiden Gruppen jeweils noch ein paar Runterzieher entwerfen (max. 10 Minuten). In jeder Gruppe ist eine Trainerin oder ein Trainer, um darauf zu achten, dass die Sätze wirklich Runterzieher sind. Anschließend soll die jeweils andere Gruppe Aufbauer zu den Runterziehern entwickeln. Hierfür hat sie pro Satz max. 40 Sekunden Zeit.

5.6.5 Runterzieher-Aufbauer-Comic zeichnen

➡ Arbeitsblatt 6.1 (Runterzieher-Aufbauer-Comic, vgl. Abb. 17) austeilen. Einen Abzug des Arbeitsblattes auf Folie auf den Overhead-Projektor auflegen (alternativ Folie 6.1 zeigen – bei dieser Variante kann allerdings nicht auf die Folie gezeichnet werden – oder die Tafel nutzen).

Erklärungen zum Arbeitsblatt 6.1:
- Die Jugendlichen sollen eine Art Comic zeichnen, also das, was bisher in Sätzen ausgedrückt wurde, nun bildlich darstellen.
- Klarstellen, dass im Anschluss eine Art „Galerie“ geplant ist und alle Bilder aufgehängt werden sollen.

Arbeitsblatt 5.5

Wissenstest zur 5. Sitzung

Name: ______________________ Datum: __________

Situation

Rückgabe der letzten Englisch-Arbeit. Eine 5 geschrieben.

1. Gefühle

Ich bin traurig und frustriert.

STOP!

2. Gedanken

Mögliche Runterzieher: Ich werde Englisch einfach nie kapieren!

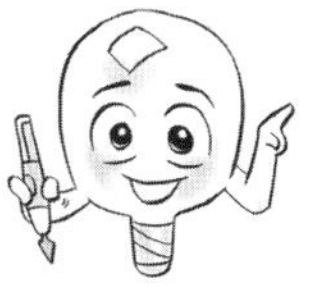

3. CHECK IT OUT!

Was spricht für und was gegen den Runterzieher?

Ich habe in der letzten Englisch-Arbeit eine 5 geschrieben.

© Klaus Gehrmann

Gibt es andere Erklärungen für die Situation/das Verhalten der anderen als das, was ich denke?
Gibt es Ausnahmen? Wo ist es nicht so?

In der vorletzten Arbeit habe ich immerhin eine 4 geschafft. Eigentlich kenne ich doch ziemlich viele Vokabeln und verstehe meistens, was ich irgendwo auf Englisch lese. Nur mit der Grammatik habe ich Schwierigkeiten. Wenn mir jemand die Grammatik erklären würde, könnte ich bestimmt bessere Noten schreiben.

Abbildung 16:
Wissenstest zur 5. Sitzung – Beispiellösung

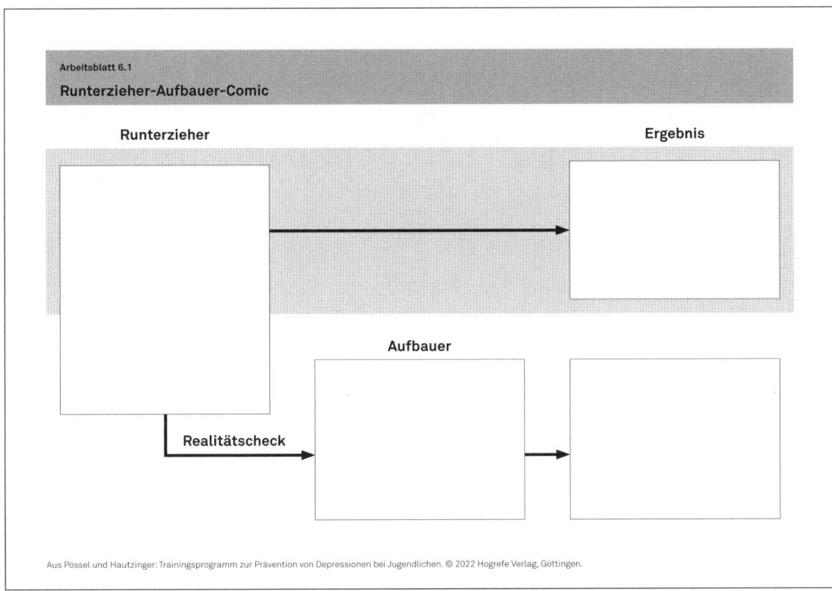
Arbeitsblatt 6.1

Runterzieher-Aufbauer-Comic

Runterzieher

Ergebnis

Aufbauer

Realitätscheck

Abbildung 17:
Arbeitsblatt 6.1: Runterzieher-Aufbauer-Comic

Tabelle 3: Runterzieher für das Aufbauer-Spiel

Runterzieher	Mögliche Aufbauer (Beispielsätze)
1. *Alle müssen* mich nett finden!	*Es wäre schön, wenn* mich *viele* nett finden würden! Einige finden mich nett, andere nicht!
2. Wenn sie/er nicht mit mir ins Schwimmbad geht, mag sie/er mich nicht!	Wenn sie/er nicht mit mir ins Schwimmbad geht, könnte das daran liegen, dass sie/er gerade keine Zeit oder Lust hat.
3. *Keine bzw. Keiner* wird mich je toll finden!	*Einige/Manche* finden mich (zurzeit) nicht toll (andere schon)!
4. Es ist eine *Katastrophe,* wenn mich nicht alle super finden!	Es ist schade, wenn mich nicht alle super finden! [Wen finden schon alle super?] Manche finden mich super, andere nicht – das ist okay.
5. Wenn sie/er mir nicht recht gibt, ist sie/er keine richtige Freundin bzw. kein richtiger Freund!	Wenn sie/er mir nicht recht gibt, hat das nichts damit zu tun, dass sie/er mit mir befreundet ist! Auch eine Freundin/ein Freund kann eine andere Meinung haben als ich.
6. *Nie* werde ich es schaffen, sie/ihn anzusprechen!	Dieses Mal habe ich es nicht geschafft sie/ihn anzusprechen. Das nächste Mal, wenn ich sie/ihn sehe, werde ich es wieder versuchen.
7. Wenn ich keine 2 im Aufsatz schreibe, ist das *schrecklich!*	Wenn ich keine 2 im Aufsatz schreibe, ist das *schade*/ist das schlecht für meine Deutschnote! [Aber bleibe ich deshalb sitzen?]
8. Niemand hat mich gefragt, ob ich mit ins Kino will. Das ist *furchtbar!*	Niemand hat mich gefragt, ob ich mit ins Kino will. Das ist *schade!*
9. Sie/er *muss* mich mögen, sonst bin ich eine Null!	*Es wäre schön, wenn* sie/er mich mögen würde. Aber das hat nichts mit mir und meinem Wert zu tun!
10. Ich *muss* es schaffen!	Ich *kann* es schaffen! Es wäre gut, wenn ich es schaffe. [Aber wenn ich es nicht schaffe, geht die Welt auch nicht unter!]

Anmerkung: [ ] = Oft sind die Ergänzungen in den eckigen Klammern notwendig, um wirklich auf die Runterzieher reagieren zu können. Manchmal beziehen sie sich auch auf Gedanken, die nicht explizit in dem Satz ausgedrückt werden.

1. Malt die Ausgangssituation in das erste Kästchen. Überlegt euch den Runterzieher und schreibt ihn in eine Gedankenblase neben dem Kopf.
   ➡ Strichfigur mit Gedankenblase auf die Folie malen.
2. Überlegt euch, wie sich jemand mit solchen Runterziehern fühlt, und schreibt diese Gefühle in die Nähe von seinem Herz und Bauch.
   ➡ Beispiel in den Körper der Figur schreiben.
3. Überlegt euch, wie sich jemand mit solchen Runterziehern verhält, und schreibt das Verhalten in die Nähe der Hände oder lasst die Person das Verhalten ausführen.
   ➡ Verhaltensbeschreibungen an die Hände malen.
4. Überlegt euch, wohin bzw. wozu das erste Bild führt. Malt das bitte in das „Ergebnis-Kästchen“ oben auf dem grauen Hintergrund.
5. Auf der unteren Hälfte mit dem weißen Hintergrund malt ihr das Bild, das sich nach dem Realitätsscheck ergibt. Wie sieht der Aufbauer aus und wie schließlich das Ergebnis? Achtet darauf, dass ihr Gedanken, Gefühle und Verhalten darstellt.

➡ Die Jugendlichen und Trainerinnen bzw. Trainer teilen ihre Runterzieher-Aufbauer-Comics mit der Gruppe. Es kann hilfreich für die Jugendlichen sein, wenn eine Trainerin bzw. ein Trainer beginnt.

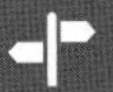

Alternative 1

Anstelle die Jugendlichen Comics allein malen zu lassen, kann diese Aktivität auch in der Gesamtgruppe durchgeführt werden. Alle arbeiten dann zusammen an einem Comic, der entweder an die Tafel oder auf ein Poster gemalt wird. Beispielsweise kann eine Jugendliche oder ein Jugendlicher die Runterzieher-Situation malen, während die Gruppe diskutiert, welche Gefühle und welches Verhalten mit dem Runterzieher einhergehen können. Dann kann die Gruppe Aufbauer diskutieren und schließlich, welches Gefühl und welches Verhalten daraus resultiert. Jedes Bild kann von einer anderen Person gemalt werden.

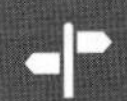

Alternative 2

Das Comiczeichnen kann auch in Kleingruppen durchgeführt werden. In diesem Fall sollten die Trainerinnen und Trainer darauf achten, dass tatsächlich alle Jugendlichen am Comic mitarbeiten. Wenn die Trainerinnen bzw. Trainer diese Alternative wählen wollen, sollten sie vorab genügend Poster vorbereiten, indem sie das Schema von Arbeitsblatt 6.1 auf großformatiges Papier übertragen. Alternative 2 funktioniert am besten, wenn die Jugendlichen in jeder Kleingruppe erst die Situation, die Runterzieher, Gefühle und das Verhalten brainstormen, bevor sie anfangen, etwas aufzumalen. Die Trainerinnen bzw. Trainer sollten sicherstellen, dass die Folgen von Runterziehern und Aufbauern logisch sind, bevor die Jugendlichen anfangen, sie auf das Poster zu malen. Daher kann es sinnvoll sein, nur zwei Kleingruppen zu bilden, sodass ständig eine Trainerin bzw. ein Trainer bei jeder Gruppe ist. Wenn die Comics fertig sind, sollte jede Kleingruppe ihre Darstellung der Gesamtgruppe erklären.

Tipp: Falls die Jugendlichen Beispielsituationen benötigen, kann auf die Beispiele für Arbeitsblatt 5.3 (vgl. Abschnitt 5.5.7) zurückgegriffen werden.

5.6.6 Bisher Gelerntes zusammenfassen

Wir haben jetzt schon geklärt, dass wir Einfluss auf unsere Gedanken nehmen können, wenn wir:
1. Runterzieher bewusst wahrnehmen *(Auf einen Gedanken konzentrieren!)*,
2. einen Realitätscheck mit dem Runterzieher durchführen *(Muss für viele Runterzieher mehrfach wiederholt durchgeführt werden!)*,
3. uns einen oder mehrere Aufbauer überlegen.

Es gibt jetzt noch zwei weitere wichtige Schritte:
4. *Aufbauer in Situationen des Alltags wiederholen,* in denen der Runterzieher nicht aktiv ist.
5. Wenn uns ein Runterzieher durch den Kopf geht, konzentrieren wir uns auf den Aufbauer (still im Kopf wiederholen).

5.6.7 Bedeutung des Trainings von Aufbauern erläutern

Da *Runterzieher* oft schon lange in unserem Kopf sind und deshalb fast *automatisch* auftauchen, genügt es nicht, sich einfach einen Aufbauer auszudenken. So, wie der *Realitätscheck* für einen Runterzieher *öfter durchgeführt* wird, ist es auch wichtig, den *Aufbauer möglichst oft* zu *wiederholen, denn nur, wenn* auch *der Aufbauer automatisiert und damit zur Routine wird, kann er dauerhaft etwas gegen den Runterzieher ausrichten oder an seine Stelle treten.*

➡ Arbeitsblatt 6.2 (In welchen für mich positiven Situationen kann ich meine Aufbauer trainieren?, vgl. Abb. 18) austeilen. Einen Folienabzug des Arbeitsblattes auf den Overhead-Projektor auflegen (alternativ Folie 6.2 zeigen).

➡ Ideen und Beispiele der Jugendlichen sammeln und auf die Folie 6.2 schreiben (falls eine Overhead-Folie verwendet wird), alternativ können die Beispiele an der Tafel gesammelt werden.

Denkt dabei an Dinge, die ihr gerne und oft macht. Möglichst mehrmals pro Woche oder noch besser jeden Tag.

Beispiele:
- Situationen, die sich die Trainerinnen bzw. Trainer überlegt haben,
- Pausenanfang,
- bei jedem neuen Kaugummi, den man sich in den Mund steckt,
- beim Sporttraining,
- Begrüßungstext auf dem Handy (nicht nur erscheinen lassen, sondern auch bewusst lesen),
- vor dem Verschicken einer Textnachricht,
- sich einen Aufbauer als Textnachricht schicken lassen (jedes Mal bewusst lesen),
- zu Beginn einer bestimmten Serie (die man evtl. täglich schaut),

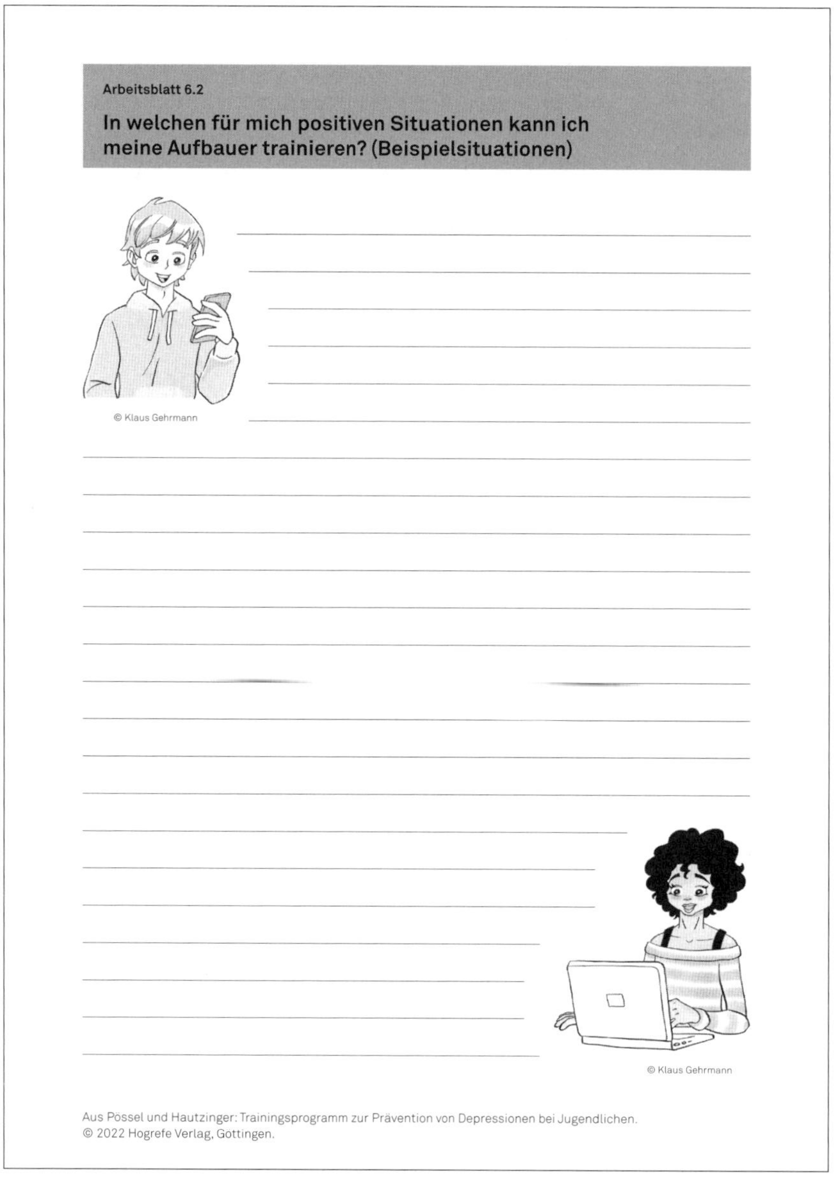

Arbeitsblatt 6.2

In welchen für mich positiven Situationen kann ich meine Aufbauer trainieren? (Beispielsituationen)

© Klaus Gehrmann

© Klaus Gehrmann

Aus Possel und Hautzinger: Trainingsprogramm zur Prävention von Depressionen bei Jugendlichen. © 2022 Hogrefe Verlag, Göttingen.

Abbildung 18: Arbeitsblatt 6.2: In welchen für mich positiven Situationen kann ich meine Aufbauer trainieren?

- zu Beginn eines Computerspiels und beim Erreichen des nächsten Levels,
- beim Frühstück,
- beim Zähneputzen.

Warum könnte uns so ein Training von Aufbauern eventuell schwerfallen?

➡ Antworten der Jugendlichen sammeln.

Ziel/Lösung: Es kostet, wie alles, was man regelmäßig trainieren will, Überwindung, es immer wieder zu tun.

Gerade zu Beginn findet man es vielleicht komisch, wenn man an die eigenen Aufbauer denkt, und man zweifelt vielleicht sogar daran, dass sie überhaupt richtig sind. Das liegt aber nur daran, dass wir an unsere Runterzieher so lange immer wieder dachten, dass sie uns zur Gewohnheit geworden sind. Das ist in etwa so, wie wenn euch beigebracht wird, dass ihr euch immer direkt nach dem Aufstehen die Zähne putzen sollt. So ein Satz prägt sich uns so gut und tief ein, dass es anfangs schwerfällt, sich zu sagen: „Stopp – erst Frühstücken, dann Zähne putzen."

Wir haben uns in manchen typischen Situationen Runterzieher angewöhnt. Sie sind oft nicht mehr bewusst. Wir sagen dann, sie sind automatisiert. Genauso können wir uns auch Aufbauer angewöhnen. Wir sind es einfach nicht gewohnt, unsere eigenen Gedanken zu trainieren, aber im Grunde ist es genau das gleiche wie im Sport, wo man manche Bewegungsabläufe auch immer wieder trainiert, solange bis sie völlig automatisch ablaufen (z. B. Korbleger, Hochsprung, Tanzen). Anfangs ist es schwer, weil man sich jedes Mal überwinden muss. Doch wenn ihr es schafft, euch immer bei einer bestimmten Tätigkeit aktiv auf einen Aufbauer zu konzentrieren, werdet ihr sehen, dass es euch immer leichter fallen wird.

Um den Sinn des Übens zu „fühlen“, lasst uns ein kleines Experiment machen. Bitte verschränkt alle eure Arme vor der Brust. *(Die Trainerinnen bzw. Trainer machen es vor.)* Guckt, welcher Arm/welche Hand oben liegt und ob eine Hand unter dem anderen Arm liegt oder nicht. OK, jetzt breitet eure Arme aus *(Trainerinnen bzw. Trainer strecken ihre Arme zur Seite aus)* und kreuzt die Arme erneut vor der Brust, aber dieses Mal bewusst umgekehrt als ihr das eben gemacht habt. Das heißt, wenn ihr z. B. beim ersten Durchgang den rechten Arm oben hattet, soll er jetzt unten liegen. Das fühlt sich komisch an, oder? Öffnet die Arme jetzt wieder und kreuzt sie wieder. Dieses Mal wieder, wie beim ersten Mal ... und wieder zurück. *(Die Trainerinnen bzw. Trainer demonstrieren wiederholt, wie sie die Arme unterschiedlich kreuzen.)*

Wie fühlt es sich jetzt an? *(Antworten der Jugendlichen sammeln.)* Immer noch komisch, aber nicht mehr so komisch, oder? Genau das ist es, was passiert, wenn wir etwas Neues ausprobieren. Erst fühlt es sich komisch an, aber mit der Zeit fühlt es sich zunehmend normal an.

5.6.8 Von Gedanken zum Verhalten überleiten

Jetzt wollen wir uns den Zusammenhang zwischen unseren Gedanken und unserem Verhalten noch einmal genauer anschauen. Stellt euch bitte mal vor, jemand denkt: „Ich gewinne sowieso nie im Lotto.“

Glaubt ihr, die- oder derjenige wird sich einen Lottoschein kaufen?

➡ Antworten der Jugendlichen sammeln.

Ziel/Lösung: nein/wohl kaum/eher nicht

Wie ist es, wenn jemand denkt: „Ich könnte Glück haben und gewinnen.“

Glaubt ihr, derjenige wird sich einen Lottoschein kaufen?

➡ Antworten der Jugendlichen sammeln.

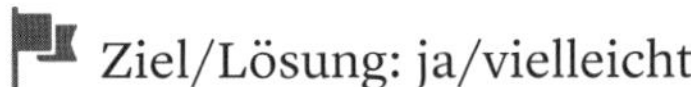

Ziel/Lösung: ja/vielleicht

Wie wir an diesem Beispiel gesehen haben, können unsere Gedanken also nicht nur beeinflussen, wie wir uns fühlen, sondern sie sind oft auch entscheidend dafür, wie wir uns verhalten, also ob wir uns beispielsweise einen Lottoschein kaufen oder nicht.

Rückbezug auf Arbeitsblatt/Folie 3.1.

5.6.9 Wissenstest zur 6. Sitzung

➡ Arbeitsblatt 6.3 (Wissenstest zur 6. Sitzung) austeilen.

Die Jugendlichen bearbeiten den Wissenstest, der sich um das Thema „Aufbauer“ dreht.

➡ Wissenstest einsammeln.

5.6.10 Alltagsbezug herstellen

Welche Runterzieher können wir haben, wenn wir mit dem falschen Bein aufstehen?

Wie kann es uns helfen, Runterzieher durch Aufbauer zu ersetzen?

Wenn wir Probleme haben, unsere Ziele zu erreichen, welche Aufbauer könnten hilfreich sein?

Wie kann es uns helfen, unsere Ziele zu erreichen, wenn wir Aufbauer trainieren?

Aus allem, was wir heute besprochen haben, was fandet ihr besonders wichtig/hilfreich? Warum?

➡ Antworten der Jugendlichen sammeln.

Rückbezug auf Arbeitsblatt/Folie 5.4.

5.6.11 Feedback zur Einhaltung der Verhaltensregeln und zur Mitarbeit geben

Konkret angeben, an welche Verhaltensregeln und Vereinbarungen sich die Gruppe gut gehalten hat und welche von diesen in der nächsten Sitzung eventuell noch stärker beachtet werden sollten. Dabei auf die einzelnen Punkte des Verhaltensregel- und Vereinbarungsposters verweisen.

5.6.12 Ausblick auf die 7. Sitzung (*Just do it – I*) geben

Nachdem ihr nun schon sehr viel gelernt habt und wir uns in den letzten Stunden vorwiegend mit unseren Gedanken beschäftigt haben, wird es in der nächsten Stunde praktischer. Bei *Just do it* wird es ganz konkret um unser Verhalten bzw. verschiedene Verhaltensweisen gehen.

5.7 Siebte Sitzung: Just do it – I

Materialliste

- Verhaltensregel- und Vereinbarungsposter
- Ziele-Poster
- gelbe und rote Karte
- Folie 6.3 (Wissenstest zur 2. Sitzung; Präsentation, vgl. Online-Materialien)
- Folie 3.1 (Wiederholung der Magischen Spirale; Präsentation, vgl. Online-Materialien)
- Regieanweisungen für unsicheres, aggressives, passiv-aggressives, und selbstsicheres Verhalten, jeweils für Regisseurin oder Regisseur, Person 1 und Person 2 (vgl. Online-Materialien)
- Folien 7.1, 7.2, 7.3, 7.4, 7.5 (Präsentation, vgl. Online-Materialien)
- Arbeitsblatt 7.1: Soziale Situationen, in denen sich viele Menschen unsicher fühlen (vgl. Online-Materialien)
- Arbeitsblatt 7.2: Merkmale von unsicherem Verhalten (vgl. Online-Materialien)
- Arbeitsblatt 7.3: Merkmale von aggressivem Verhalten (vgl. Online-Materialien)
- Arbeitsblatt 7.4: Merkmale von passiv-aggressivem Verhalten (vgl. Online-Materialien)
- Arbeitsblatt 7.5: Merkmale von selbstsicherem Verhalten (vgl. Online-Materialien)
- Arbeitsblatt 7.6: Wissenstest zur 7. Sitzung (vgl. Online-Materialien)
- ggf. Folienstifte

Beachte: Die Trainerinnen bzw. Trainer sollten berichten können, inwieweit sie die Inhalte aus *Think Tank* (Runterzieher, Realitätscheck und Aufbauer) umsetzen konnten. Zudem sollten sie eine soziale Situation, in der sie sich unsicher fühlen, als Beispiel vorbereiten. Diese Beispiele geben den Ton an. Bedeutsame und authentische, persönliche Situationen sind ein Beispiel für die Jugendlichen, vergleichbare Situationen mit der Gruppe zu teilen.

Ziele der Sitzung

- Merkmale von unsicherem, aggressivem, passiv-aggressivem und selbstsicherem Verhalten erarbeiten
- die Bedeutung von Perspektivenübernahme erarbeiten

Inhalte und Ablauf	Zeitrahmen
• Sitzkreis bilden • Wissenstest aus der 6. Sitzung besprechen • Anwendung der Inhalte aus *Think Tank* diskutieren • Thema der heutigen Sitzung: Unterschiedliche Verhaltensweisen	ca. 10 Minuten

• Zusammenhang zwischen Gedanken und Verhalten aufzeigen:
  – Folie 3.1 (Wiederholung)
• Soziale Situationen sammeln:
  – Folie 7.1 und Arbeitsblatt 7.1
• Situationstypen einführen
• Modellszenenspiele zu unsicherem, aggressivem, passiv-aggressivem und selbstsicherem Verhalten:
  – Regieanweisungen für unsicheres, aggressives, passiv-aggressives und selbstsicheres Verhalten
• Merkmale von unsicherem, aggressivem, passiv-aggressivem und selbstsicherem Verhalten erarbeiten:
  – Folien 7.2 bis 7.5 und Arbeitsblätter 7.2 bis 7.5
• Bedeutung von Perspektivenübernahme diskutieren
	ca. 60 Minuten

• Wissenstest zur 7. Sitzung • Alltagsbezug herstellen • Feedback zur Einhaltung der Verhaltensregeln und zur Mitarbeit geben • Ausblick auf die 8. Sitzung *(Just do it – II)* geben	ca. 20 Minuten

5.7.1 Sitzkreis bilden

Alle Teilnehmenden bilden einen halboffenen Sitzkreis. Die offene Seite sollte der Tafel zugewandt sein, sodass Tafel, Beamer (ggf. Overhead-Projektor) sowie das Verhaltensregel- und Vereinbarungsposter leicht in den Unterricht einbezogen werden können. Die Trainerinnen bzw. Trainer setzen sich ebenfalls mit in den Kreis.

5.7.2 Wissenstest aus der 6. Sitzung besprechen

➡ Folie 6.3 (Wissenstest zur 6. Sitzung; Präsentation) zeigen. Feedback geben: Was war gut, was nicht? Wenn Inhalte fehlten oder falsche Antworten gegeben wurden, erneut erklären und inhaltlich klarstellen.

Mögliche Lösungen des Wissenstests zur 6. Sitzung:

- *Was versteht man unter einem Aufbauer?* Ein Aufbauer ist ein realistischer Gedanke, der uns hilft, Handlungsalternativen wahrzunehmen, der unsere Stimmung positiv beeinflussen kann und uns motiviert, etwas zu tun.
- *Warum lohnt es sich, Aufbauer regelmäßig im Alltag zu trainieren?* Weil Runterzieher automatisiert sind und nur dann durch Aufbauer ersetzt werden können, wenn sie selbst gut geübt sind. Dazu müssen die Aufbauer oft wiederholt werden. Das lohnt sich, weil Aufbauer im Vergleich zu den demotivierenden und handlungsblockierenden Runterziehern motivierend wirken, unsere Stimmung positiv beeinflussen und uns helfen, Handlungsalternativen wahrzunehmen.

5.7.3 Anwendung der Inhalte aus *Think Tank* diskutieren

- Habt ihr letzte Woche irgendwelche Runterzieher gehabt? Welchen Runterzieher würdet ihr gerne mit der Gruppe teilen? Habt ihr einen Realitätscheck durchgeführt? Habt ihr den Runterzieher in einen Aufbauer umgewandelt?
- Wenn ihr geübt habt, Aufbauer zu kreieren, habt ihr diese auch praktiziert? Wenn ihr die Aufbauer nicht geübt habt, wieso nicht?

➡ Die Trainerinnen bzw. Trainer sollten Beispiele bezüglich ihrer eigenen Runterzieher und Aufbauer beitragen.

5.7.4 Thema der heutigen Sitzung

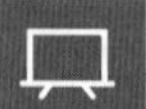

Tafel 7.1

Heutige Ziele:
- Ich kenne die Merkmale von unsicherem, aggressivem, passiv-aggressivem und selbstsicherem Verhalten.
- Ich verstehe die Vorteile der Perspektivenübernahme.

➡ Das an die Tafel Geschriebene vorlesen.

Nachdem wir uns jetzt lange mit unseren Gedanken beschäftigt haben, kommen wir heute zum Verhalten. Wir werden unterschiedliche Verhaltensweisen genauer betrachten.

5.7.5 Zusammenhang zwischen Gedanken und Verhalten aufzeigen

➡ Folie 3.1 (Magische Spirale) zeigen.

Es wird an dieser Stelle nochmals die Folie 3.1 mit der Magischen Spirale aus Sitzung 3 gezeigt (vgl. Abschnitt 5.3.5).

Bisher haben wir darüber gesprochen, wie Gedanken Gefühle beeinflussen, welche dann Verhalten beeinflussen. Aber wenn wir uns an die Magische Spirale erinnern, gibt es auch eine direkte Verbindung zwischen Gedanken und Verhalten. Stellt euch z.B. jemanden vor, der denkt: „Ich werden nie gut Fußball spielen können."

Was glaubt ihr, wird diese Person in einen Verein eintreten und regelmäßig zum Training gehen?

➡ Antworten der Jugendlichen sammeln.

Ziel/Lösung: nein/wahrscheinlich nicht

Jetzt stellt euch vor, jemand denkt: „Vielleicht werde ich nie gut Fußball spielen, aber man weiß ja nie."

Was glaubt ihr, wird diese Person in einen Verein eintreten und regelmäßig zum Training gehen?

➡ Antworten der Jugendlichen sammeln.

Ziel/Lösung: ja/möglicherweise

Diese Beispiele zeigen uns, dass, wenn wir denken, dass wir eine Chance haben etwas gut zu tun, es wahrscheinlicher ist, dass wir es ausprobieren, als wenn wir denken, dass wir es nie schaffen werden. Das sind gute Beispiele dafür, wie unsere Gedanken nicht nur unsere Gefühle, sondern auch unser Verhalten beeinflussen können.

Rückbezug auf Arbeitsblatt/Folie 3.1.

OK, heute werden wir anfangen, mehr über unser Verhalten sprechen. Darüber, wie unterschiedliches Verhalten in verschiedenen Situationen mehr oder weniger effektiv und hilfreich sein kann.

5.7.6 Soziale Situationen sammeln

➡ Arbeitsblatt 7.1 (Soziale Situationen, in denen sich viele Menschen unsicher fühlen, vgl. Abb. 19) austeilen und Folie 7.1 zeigen.

Lasst uns gemeinsam nach Situationen im Umgang mit anderen Menschen suchen, von denen ihr glaubt, dass sich dabei viele Leute unsicher fühlen!

Beispiele:

- Eigene Beispiele der Trainerinnen bzw. Trainer.
- Du wirst im Unterricht von der Lehrkraft aufgefordert, deine Hausaufgaben vorzutragen.

Arbeitsblatt 7.1

Soziale Situationen, in denen sich viele Menschen unsicher fühlen

In welchen Situationen, in denen man mit anderen zu tun hat, könnten sich viele Menschen unsicher fühlen?

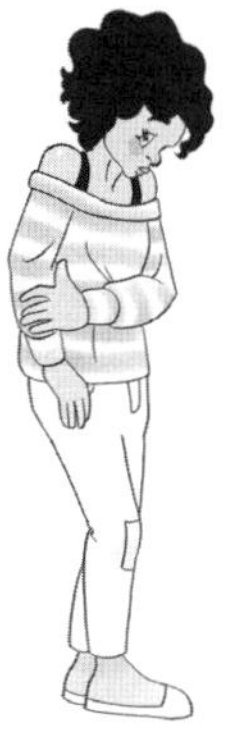

© Klaus Gehrmann

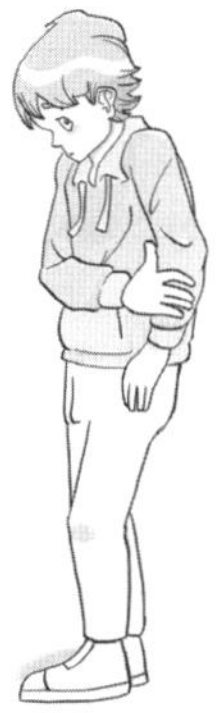

© Klaus Gehrmann

Aus Pössel und Hautzinger: Trainingsprogramm zur Prävention von Depressionen bei Jugendlichen.

Abbildung 19:
Arbeitsblatt 7.1: Soziale Situationen, in denen sich viele Menschen unsicher fühlen

Tafel 7.2

Berechtigte Forderungen durchsetzen	Eigene Wünsche und Bedürfnisse angemessen äußern	Kontakte knüpfen und aufrechterhalten

- Du kaufst ein Shirt. Zu Hause merkst du, dass es ein Loch hat, und du willst es umtauschen.
- Streit mit Eltern oder Freundinnen/Freunden.

➡ Antworten der Jugendlichen an der Tafel sammeln. Hierfür die Antworten möglichst bereits in drei verschiedenen Spalten anordnen (entsprechend der Überschriften in Tafel 7.2). Achtung: *Die Überschriften noch nicht anschreiben!*

5.7.7 Situationstypen einführen

Schaut euch die einzelnen Spalten bitte einmal genau an und überlegt euch, was die Situationen einer Spalte jeweils gemeinsam haben könnten oder was sie von den Situationen der beiden anderen Spalten unterscheidet.

➡ Antworten der Jugendlichen sammeln.

Ziel/Lösung: Nennen der drei Kategorien.

Die Situationen unterscheiden sich:

Die 1. Spalte enthält Situationen, in denen ihr ein Recht auf Erfüllung eurer Forderungen habt. Also geht es hier darum, diese Forderungen durchzusetzen.

Die 2. Spalte enthält Situationen, in denen es kein Recht darauf gibt, dass eure Forderungen erfüllt werden, aber ihr habt ein Recht, eure Bedürfnisse und Wünsche zu äußern. Also geht es in diesen Situationen darum, eure Bedürfnisse und Wünsche so zu äußern, dass die Wahrscheinlichkeit steigt, dass sie erfüllt werden.

Die 3. Spalte enthält Situationen, in denen es darum geht, Kontakt mit anderen aufzunehmen und aufrechtzuerhalten. Dies sind also Situationen, in denen es um andere Inhalte geht als in den beiden anderen Spalten. Aber auch hier gilt, dass ihr keinen Anspruch darauf habt, dass jeder mit euch gerade jetzt reden möchte.

5.7.8 Modellszenenspiele zu unsicherem, aggressivem, passiv-aggressivem und selbstsicherem Verhalten

Vier verschiedene Verhaltensweisen (unsicher, aggressiv, passiv-aggressiv und selbstsicher) werden in Szenenspielen jeweils von zwei Jugendlichen vorgespielt. Eine dritte Person (Jugendliche bzw. Jugendlicher) übernimmt dabei die Rolle der regieführenden Person.

➡ Die Regieanweisungen an die drei jeweiligen Spielenden geben.

Tipp: Die Regieanweisungen auf Karton aufkleben und mit Folie überziehen. Dies macht die Karten haltbarer.

Tipp: Darauf hinweisen, dass die Anweisungen während des Spielens benutzt werden dürfen. Es senkt die Hemmschwelle der Spieler, wenn sie wissen, sie können mit der „Karte" in der Hand spielen. Dies ist vergleichbar mit einer Stichwortsammlung auf Karteikarte bei einem Showmaster.

1. Unsicheres Verhalten

Drei Jugendliche spielen die Szene für unsicheres Verhalten anhand der Regieanweisung (vgl. Abb. 20). Auf der Regieanweisung für Person 2 sind jeweils die anderen Sätze hervorgehoben.

Wie war das Verhalten, das (tatsächlicher Name von Person 1) gezeigt hat?

➡ Jugendliche antworten lassen.

Ziel/Lösung: unsicher

Woran habt ihr erkannt, dass das Verhalten unsicher war?

➡ Antworten der Jugendlichen sammeln.

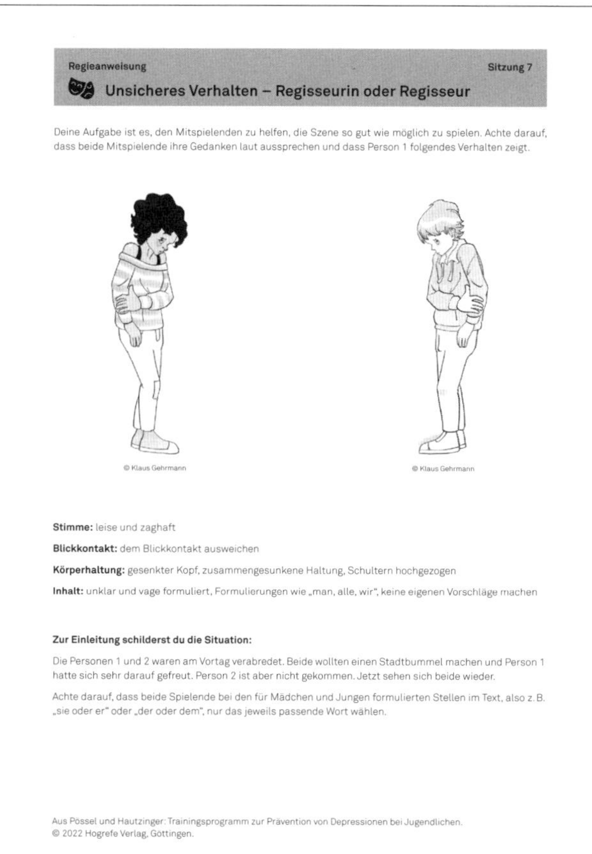

Regieanweisung Sitzung 7

Unsicheres Verhalten – Regisseurin oder Regisseur

Deine Aufgabe ist es, den Mitspielenden zu helfen, die Szene so gut wie möglich zu spielen. Achte darauf, dass beide Mitspielende ihre Gedanken laut aussprechen und dass Person 1 folgendes Verhalten zeigt.

© Klaus Gehrmann © Klaus Gehrmann

Stimme: leise und zaghaft

Blickkontakt: dem Blickkontakt ausweichen

Körperhaltung: gesenkter Kopf, zusammengesunkene Haltung, Schultern hochgezogen

Inhalt: unklar und vage formuliert, Formulierungen wie „man, alle, wir", keine eigenen Vorschläge machen

Zur Einleitung schilderst du die Situation:

Die Personen 1 und 2 waren am Vortag verabredet. Beide wollten einen Stadtbummel machen und Person 1 hatte sich sehr darauf gefreut. Person 2 ist aber nicht gekommen. Jetzt sehen sich beide wieder.

Achte darauf, dass beide Spielende bei den für Mädchen und Jungen formulierten Stellen im Text, also z. B. „sie oder er" oder „der oder dem", nur das jeweils passende Wort wählen.

Aus Pössel und Hautzinger: Trainingsprogramm zur Prävention von Depressionen bei Jugendlichen. © 2022 Hogrefe Verlag, Göttingen.

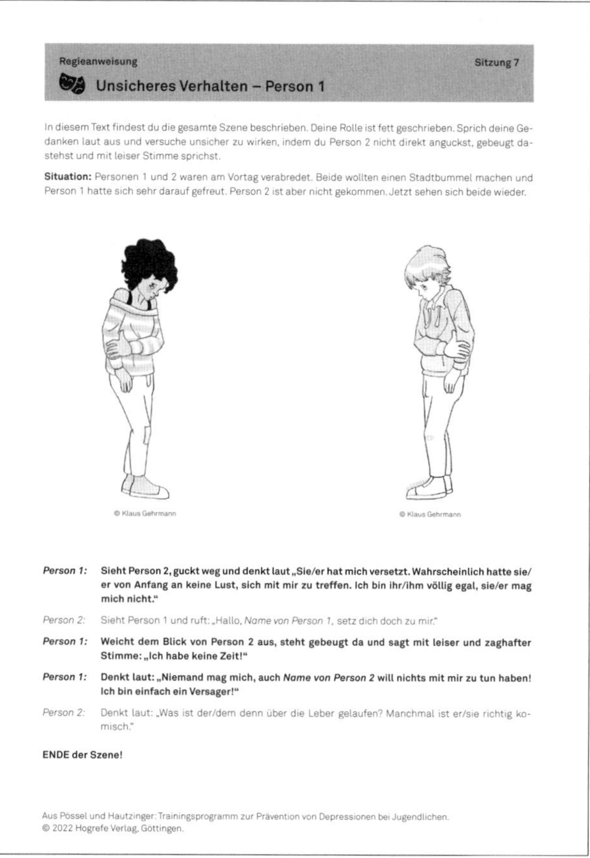

Regieanweisung Sitzung 7

Unsicheres Verhalten – Person 1

In diesem Text findest du die gesamte Szene beschrieben. Deine Rolle ist fett geschrieben. Sprich deine Gedanken laut aus und versuche unsicher zu wirken, indem du Person 2 nicht direkt anguckst, gebeugt dastehst und mit leiser Stimme sprichst.

Situation: Personen 1 und 2 waren am Vortag verabredet. Beide wollten einen Stadtbummel machen und Person 1 hatte sich sehr darauf gefreut. Person 2 ist aber nicht gekommen. Jetzt sehen sich beide wieder.

© Klaus Gehrmann © Klaus Gehrmann

Person 1: **Sieht Person 2, guckt weg und denkt laut „Sie/er hat mich versetzt. Wahrscheinlich hatte sie/er von Anfang an keine Lust, sich mit mir zu treffen. Ich bin ihr/ihm völlig egal, sie/er mag mich nicht."**

Person 2: Sieht Person 1 und ruft: „Hallo, *Name von Person 1*, setz dich doch zu mir."

Person 1: **Weicht dem Blick von Person 2 aus, steht gebeugt da und sagt mit leiser und zaghafter Stimme: „Ich habe keine Zeit!"**

Person 1: **Denkt laut: „Niemand mag mich, auch *Name von Person 2* will nichts mit mir zu tun haben! Ich bin einfach ein Versager!"**

Person 2: Denkt laut: „Was ist der/dem denn über die Leber gelaufen? Manchmal ist er/sie richtig komisch."

ENDE der Szene!

Aus Pössel und Hautzinger: Trainingsprogramm zur Prävention von Depressionen bei Jugendlichen. © 2022 Hogrefe Verlag, Göttingen.

Abbildung 20: Regieanweisungen für unsicheres Verhalten für Regisseurin oder Regisseur (links) sowie für Person 1 (rechts)

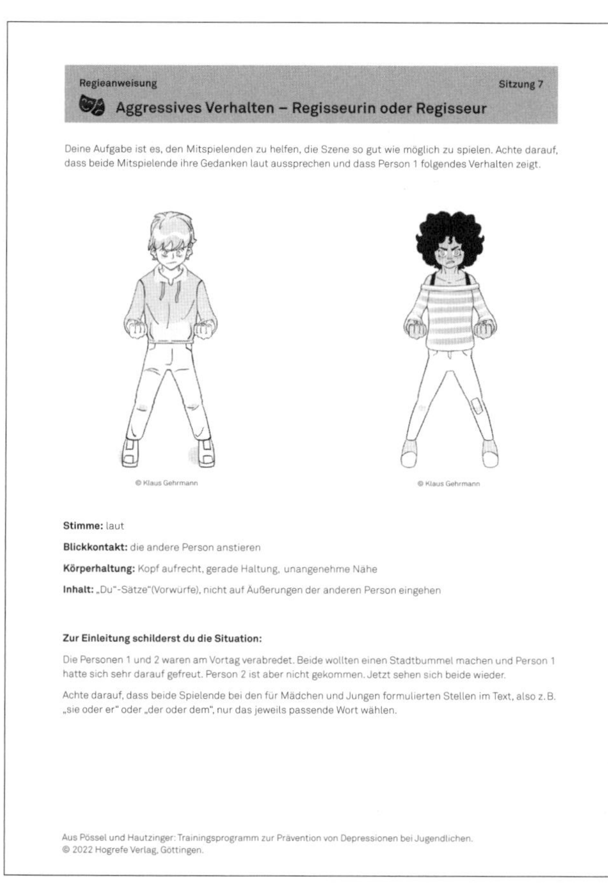

Regieanweisung Sitzung 7

Aggressives Verhalten – Regisseurin oder Regisseur

Deine Aufgabe ist es, den Mitspielenden zu helfen, die Szene so gut wie möglich zu spielen. Achte darauf, dass beide Mitspielende ihre Gedanken laut aussprechen und dass Person 1 folgendes Verhalten zeigt.

© Klaus Gehrmann © Klaus Gehrmann

Stimme: laut

Blickkontakt: die andere Person anstieren

Körperhaltung: Kopf aufrecht, gerade Haltung, unangenehme Nähe

Inhalt: „Du"-Sätze"(Vorwürfe), nicht auf Äußerungen der anderen Person eingehen

Zur Einleitung schilderst du die Situation:

Die Personen 1 und 2 waren am Vortag verabredet. Beide wollten einen Stadtbummel machen und Person 1 hatte sich sehr darauf gefreut. Person 2 ist aber nicht gekommen. Jetzt sehen sich beide wieder.

Achte darauf, dass beide Spielende bei den für Mädchen und Jungen formulierten Stellen im Text, also z. B. „sie oder er" oder „der oder dem", nur das jeweils passende Wort wählen.

Aus Pössel und Hautzinger: Trainingsprogramm zur Prävention von Depressionen bei Jugendlichen. © 2022 Hogrefe Verlag, Göttingen.

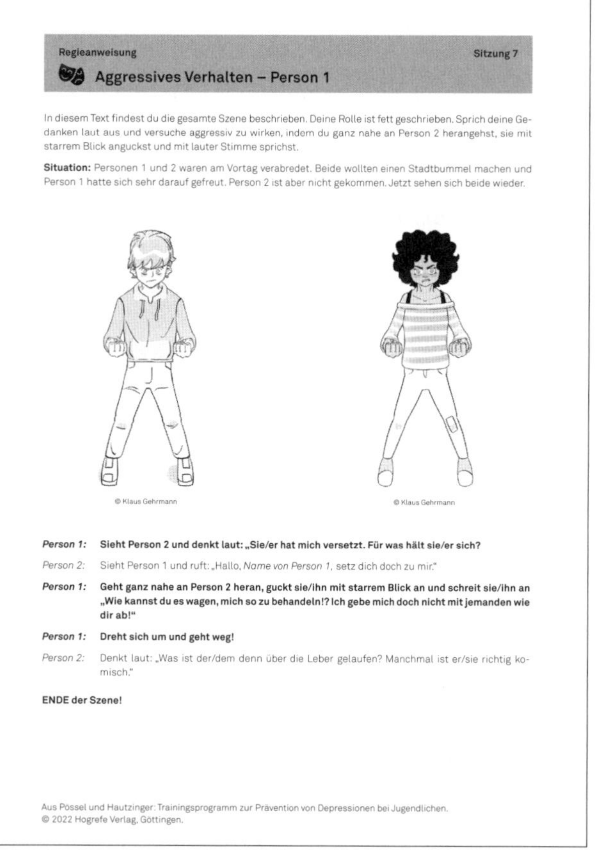

Regieanweisung Sitzung 7

Aggressives Verhalten – Person 1

In diesem Text findest du die gesamte Szene beschrieben. Deine Rolle ist fett geschrieben. Sprich deine Gedanken laut aus und versuche aggressiv zu wirken, indem du ganz nahe an Person 2 herangehst, sie mit starrem Blick anguckst und mit lauter Stimme sprichst.

Situation: Personen 1 und 2 waren am Vortag verabredet. Beide wollten einen Stadtbummel machen und Person 1 hatte sich sehr darauf gefreut. Person 2 ist aber nicht gekommen. Jetzt sehen sich beide wieder.

© Klaus Gehrmann © Klaus Gehrmann

Person 1: **Sieht Person 2 und denkt laut: „Sie/er hat mich versetzt. Für was hält sie/er sich?**

Person 2: Sieht Person 1 und ruft: „Hallo, *Name von Person 1*, setz dich doch zu mir."

Person 1: **Geht ganz nahe an Person 2 heran, guckt sie/ihn mit starrem Blick an und schreit sie/ihn an „Wie kannst du es wagen, mich so zu behandeln!? Ich gebe mich doch nicht mit jemanden wie dir ab!"**

Person 1: **Dreht sich um und geht weg!**

Person 2: Denkt laut: „Was ist der/dem denn über die Leber gelaufen? Manchmal ist er/sie richtig komisch."

ENDE der Szene!

Aus Pössel und Hautzinger: Trainingsprogramm zur Prävention von Depressionen bei Jugendlichen. © 2022 Hogrefe Verlag, Göttingen.

Abbildung 21: Regieanweisungen für aggressives Verhalten für Regisseurin oder Regisseur (links) sowie für Person 1 (rechts)

2. Aggressives Verhalten

Drei Jugendliche spielen die Szene für aggressives Verhalten anhand der Regieanweisung (vgl. Abb. 21).

Wie war das Verhalten, das (tatsächlicher Name von Person 1) gezeigt hat?

➡ Antworten der Jugendlichen sammeln.

Ziel/Lösung: aggressiv

Woran habt ihr erkannt, dass das Verhalten aggressiv war?

➡ Antworten der Jugendlichen sammeln.

3. Passiv-aggressives Verhalten

Drei Jugendliche spielen die Szene für passiv-aggressives Verhalten anhand der Regieanweisung (vgl. Abb. 22).

Wie war das Verhalten, das (tatsächlicher Name von Person 1) gezeigt hat?

➡ Antworten der Jugendlichen sammeln.

Ziel/Lösung: passiv-aggressiv

Woran habt ihr erkannt, dass das Verhalten passiv-aggressiv war?

➡ Antworten der Jugendlichen sammeln.

4. Selbstsicheres Verhalten

Drei Jugendliche spielen die Szene für selbstsicheres Verhalten anhand der Regieanweisung (vgl. Abb. 23).

Wie war das Verhalten, das (tatsächlicher Name von Person 1) gezeigt hat?

➡ Antworten der Jugendlichen sammeln.

Ziel/Lösung: selbstsicher

Was war im Szenenspiel, in dem selbstsicheres Verhalten gezeigt wurde, anders als bei den Szenenspielen mit aggressivem, passiv-aggressivem und unsicherem Verhalten?

➡ Antworten der Jugendlichen sammeln.

Ziel/Lösung: Nur beim selbstsicheren Verhalten wird klar, was am Vortag passiert ist und warum (Name von Person 2) nicht kommen konnte. Nur beim selbstsicheren Verhalten kommt es zu einer Aussprache und damit zu einer positiven Lösung.

5.7.9 Merkmale von unsicherem, aggressivem, passiv-aggressivem und selbstsicherem Verhalten erarbeiten

➡ Arbeitsblatt 7.2 (Merkmale von unsicherem Verhalten) austeilen und Folie 7.2 zeigen.

Tipp: Falls die Arbeitsblätter 7.2 bis 7.5 als Overhead-Folien aufgelegt werden, können die unterschiedlichen Verhaltensweisen jeweils in verschiedenen Farben aufgeschrieben werden, z. B. unsicher = schwarz, aggressiv = rot, passiv-aggressiv = blau und selbstsicher = grün.

Woran erkennen wir unsicheres Verhalten?

Ziel/Lösung für Arbeitsblatt 7.2:

- *Stimme:* leise, zaghaft, zögernd
- *Blickkontakt:* dem Blickkontakt ausweichen, wegschauen
- *Körperhaltung:* gesenkter Kopf, zusammengesunkene Haltung, Schultern hochgezogen, Körper abgewandt
- *Inhalt:* unklar, vage formuliert, Formulierungen wie „man“, „alle“, „immer“, „wir“, keine eigenen Vorschläge machen

Kommen euch solche Formulierungen, wie „alle“ oder „immer“ bekannt vor?

Erinnert ihr euch noch daran, wo die bei LARS & LISA *schon mal aufgetaucht sind?*

➡ Jugendliche antworten lassen.

Rückbezug auf Arbeitsblatt/Folie 4.3.

➡ Arbeitsblatt 7.3 (Merkmale von aggressivem Verhalten) austeilen und Folie 7.3 zeigen.

Woran erkennen wir aggressives Verhalten?

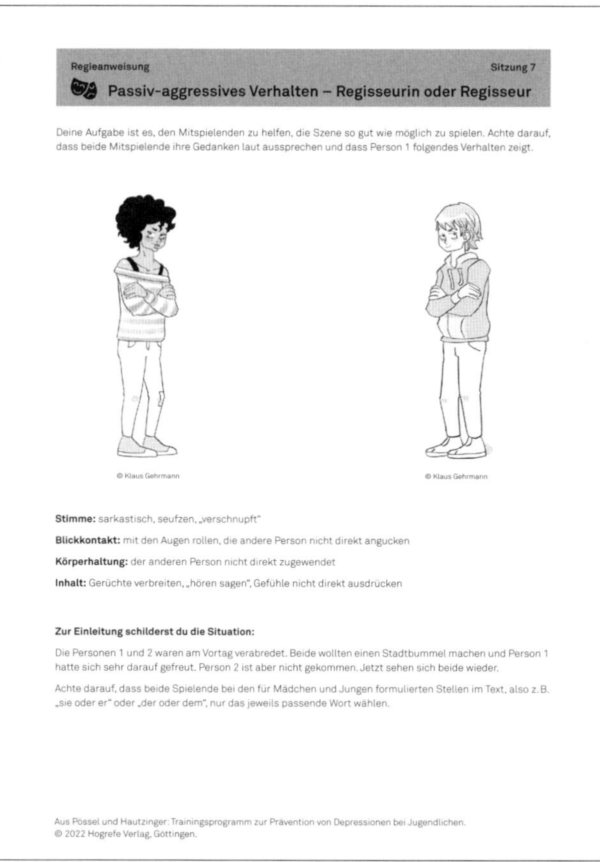

Regieanweisung — Sitzung 7

Passiv-aggressives Verhalten – Regisseurin oder Regisseur

Deine Aufgabe ist es, den Mitspielenden zu helfen, die Szene so gut wie möglich zu spielen. Achte darauf, dass beide Mitspielende ihre Gedanken laut aussprechen und dass Person 1 folgendes Verhalten zeigt.

© Klaus Gehrmann © Klaus Gehrmann

Stimme: sarkastisch, seufzen, „verschnupft"

Blickkontakt: mit den Augen rollen, die andere Person nicht direkt angucken

Körperhaltung: der anderen Person nicht direkt zugewendet

Inhalt: Gerüchte verbreiten, „hören sagen", Gefühle nicht direkt ausdrücken

Zur Einleitung schilderst du die Situation:

Die Personen 1 und 2 waren am Vortag verabredet. Beide wollten einen Stadtbummel machen und Person 1 hatte sich sehr darauf gefreut. Person 2 ist aber nicht gekommen. Jetzt sehen sich beide wieder.

Achte darauf, dass beide Spielende bei den für Mädchen und Jungen formulierten Stellen im Text, also z. B. „sie oder er" oder „der oder dem", nur das jeweils passende Wort wählen.

Aus Pössel und Hautzinger: Trainingsprogramm zur Prävention von Depressionen bei Jugendlichen. © 2022 Hogrefe Verlag, Göttingen.

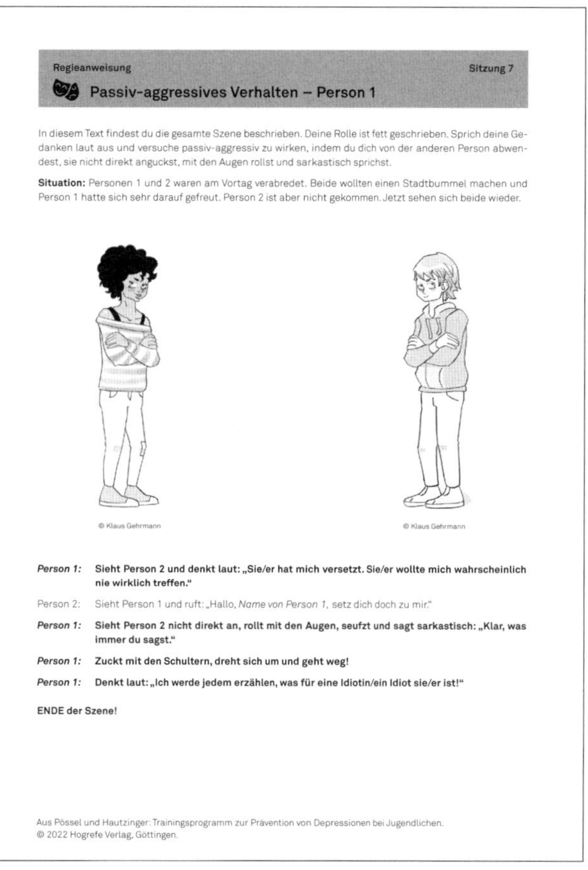

Regieanweisung — Sitzung 7

Passiv-aggressives Verhalten – Person 1

In diesem Text findest du die gesamte Szene beschrieben. Deine Rolle ist fett geschrieben. Sprich deine Gedanken laut aus und versuche passiv-aggressiv zu wirken, indem du dich von der anderen Person abwendest, sie nicht direkt anguckst, mit den Augen rollst und sarkastisch sprichst.

Situation: Personen 1 und 2 waren am Vortag verabredet. Beide wollten einen Stadtbummel machen und Person 1 hatte sich sehr darauf gefreut. Person 2 ist aber nicht gekommen. Jetzt sehen sich beide wieder.

© Klaus Gehrmann © Klaus Gehrmann

Person 1: **Sieht Person 2 und denkt laut: „Sie/er hat mich versetzt. Sie/er wollte mich wahrscheinlich nie wirklich treffen."**

Person 2: Sieht Person 1 und ruft: „Hallo, *Name von Person 1*, setz dich doch zu mir."

Person 1: **Sieht Person 2 nicht direkt an, rollt mit den Augen, seufzt und sagt sarkastisch: „Klar, was immer du sagst."**

Person 1: **Zuckt mit den Schultern, dreht sich um und geht weg!**

Person 1: **Denkt laut: „Ich werde jedem erzählen, was für eine Idiotin/ein Idiot sie/er ist!"**

ENDE der Szene!

Aus Pössel und Hautzinger: Trainingsprogramm zur Prävention von Depressionen bei Jugendlichen. © 2022 Hogrefe Verlag, Göttingen.

Abbildung 22: Regieanweisungen für passiv-aggressives Verhalten für Regisseurin oder Regisseur (links) sowie für Person 1 (rechts)

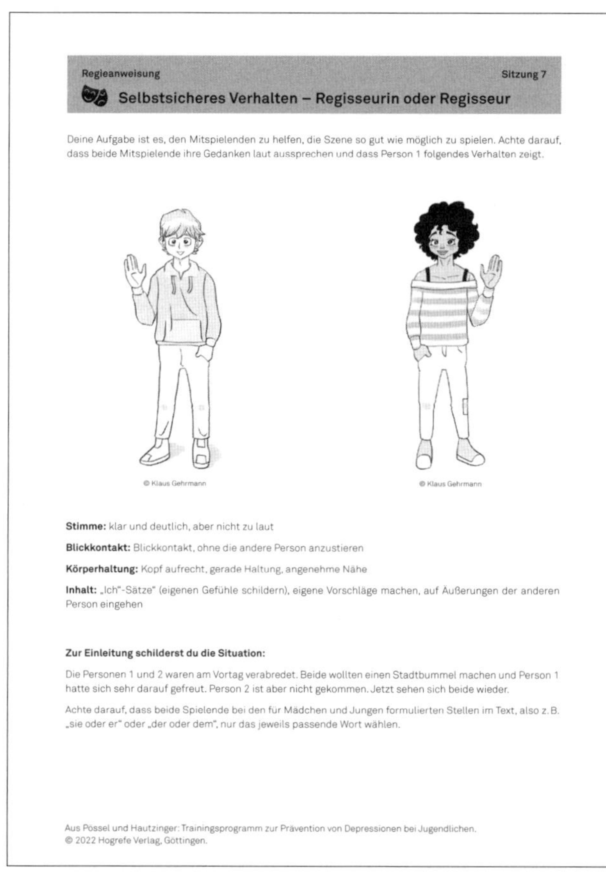

Regieanweisung — Sitzung 7

Selbstsicheres Verhalten – Regisseurin oder Regisseur

Deine Aufgabe ist es, den Mitspielenden zu helfen, die Szene so gut wie möglich zu spielen. Achte darauf, dass beide Mitspielende ihre Gedanken laut aussprechen und dass Person 1 folgendes Verhalten zeigt.

© Klaus Gehrmann © Klaus Gehrmann

Stimme: klar und deutlich, aber nicht zu laut

Blickkontakt: Blickkontakt, ohne die andere Person anzustieren

Körperhaltung: Kopf aufrecht, gerade Haltung, angenehme Nähe

Inhalt: „Ich"-Sätze" (eigenen Gefühle schildern), eigene Vorschläge machen, auf Äußerungen der anderen Person eingehen

Zur Einleitung schilderst du die Situation:

Die Personen 1 und 2 waren am Vortag verabredet. Beide wollten einen Stadtbummel machen und Person 1 hatte sich sehr darauf gefreut. Person 2 ist aber nicht gekommen. Jetzt sehen sich beide wieder.

Achte darauf, dass beide Spielende bei den für Mädchen und Jungen formulierten Stellen im Text, also z. B. „sie oder er" oder „der oder dem", nur das jeweils passende Wort wählen.

Aus Pössel und Hautzinger: Trainingsprogramm zur Prävention von Depressionen bei Jugendlichen. © 2022 Hogrefe Verlag, Göttingen.

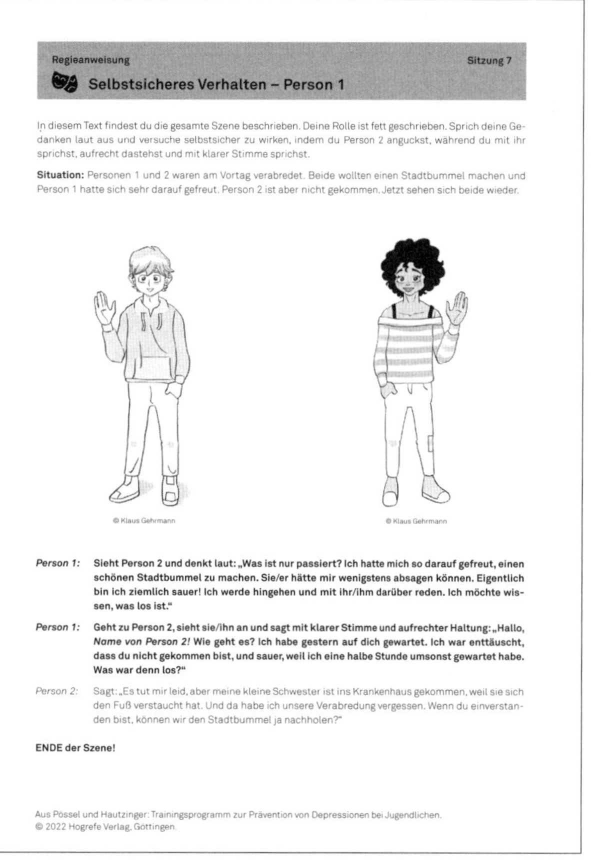

Regieanweisung — Sitzung 7

Selbstsicheres Verhalten – Person 1

In diesem Text findest du die gesamte Szene beschrieben. Deine Rolle ist fett geschrieben. Sprich deine Gedanken laut aus und versuche selbstsicher zu wirken, indem du Person 2 anguckst, während du mit ihr sprichst, aufrecht dastehst und mit klarer Stimme sprichst.

Situation: Personen 1 und 2 waren am Vortag verabredet. Beide wollten einen Stadtbummel machen und Person 1 hatte sich sehr darauf gefreut. Person 2 ist aber nicht gekommen. Jetzt sehen sich beide wieder.

© Klaus Gehrmann © Klaus Gehrmann

Person 1: **Sieht Person 2 und denkt laut: „Was ist nur passiert? Ich hatte mich so darauf gefreut, einen schönen Stadtbummel zu machen. Sie/er hätte mir wenigstens absagen können. Eigentlich bin ich ziemlich sauer! Ich werde hingehen und mit ihr/ihm darüber reden. Ich möchte wissen, was los ist."**

Person 1: **Geht zu Person 2, sieht sie/ihn an und sagt mit klarer Stimme und aufrechter Haltung: „Hallo, *Name von Person 2!* Wie geht es? Ich habe gestern auf dich gewartet. Ich war enttäuscht, dass du nicht gekommen bist, und sauer, weil ich eine halbe Stunde umsonst gewartet habe. Was war denn los?"**

Person 2: Sagt: „Es tut mir leid, aber meine kleine Schwester ist ins Krankenhaus gekommen, weil sie sich den Fuß verstaucht hat. Und da habe ich unsere Verabredung vergessen. Wenn du einverstanden bist, können wir den Stadtbummel ja nachholen?"

ENDE der Szene!

Aus Pössel und Hautzinger: Trainingsprogramm zur Prävention von Depressionen bei Jugendlichen. © 2022 Hogrefe Verlag, Göttingen.

Abbildung 23: Regieanweisungen für selbstsicheres Verhalten für Regisseurin oder Regisseur (links) sowie für Person 1 (rechts)

Ziel/Lösung für Arbeitsblatt 7.3:

- *Stimme:* laut
- *Blickkontakt:* die andere Person anstieren
- *Körperhaltung:* Kopf aufrecht, gerade Haltung, unangenehme Nähe
- *Inhalt:* „Du“-Sätze (Vorwürfe), nicht auf Äußerungen der anderen Person eingehen

➡ Arbeitsblatt 7.4 (Merkmale von passiv-aggressivem Verhalten) austeilen und Folie 7.4 zeigen.

Woran erkennen wir passiv-aggressives Verhalten?

Ziel/Lösung für Arbeitsblatt 7.4:

- *Stimme:* sarkastisch, seufzen, „verschnupft“
- *Blickkontakt:* mit den Augen rollen, die andere Person nicht direkt angucken
- *Körperhaltung:* der anderen Person nicht direkt zugewandt
- *Inhalt:* Gerüchte verbreiten, sich auf Hörensagen berufen, Gefühle nicht direkt ausdrücken

➡ Arbeitsblatt 7.5 (Merkmale von selbstsicherem Verhalten, vgl. Abb. 24) austeilen und Folie 7.5 zeigen.

Woran erkennen wir selbstsicheres Verhalten?

Ziel/Lösung für Arbeitsblatt 7.5:

- *Stimme:* klar, deutlich und freundlich, in angemessener Lautstärke
- *Blickkontakt:* Blickkontakt, ohne die andere Person anzustieren
- *Körperhaltung:* Kopf aufrecht, gerade Haltung, angenehme Nähe
- *Inhalt:* „Ich“-Sätze (eigene Gefühle schildern), eigene Vorschläge machen, auf Äußerungen der anderen Person eingehen

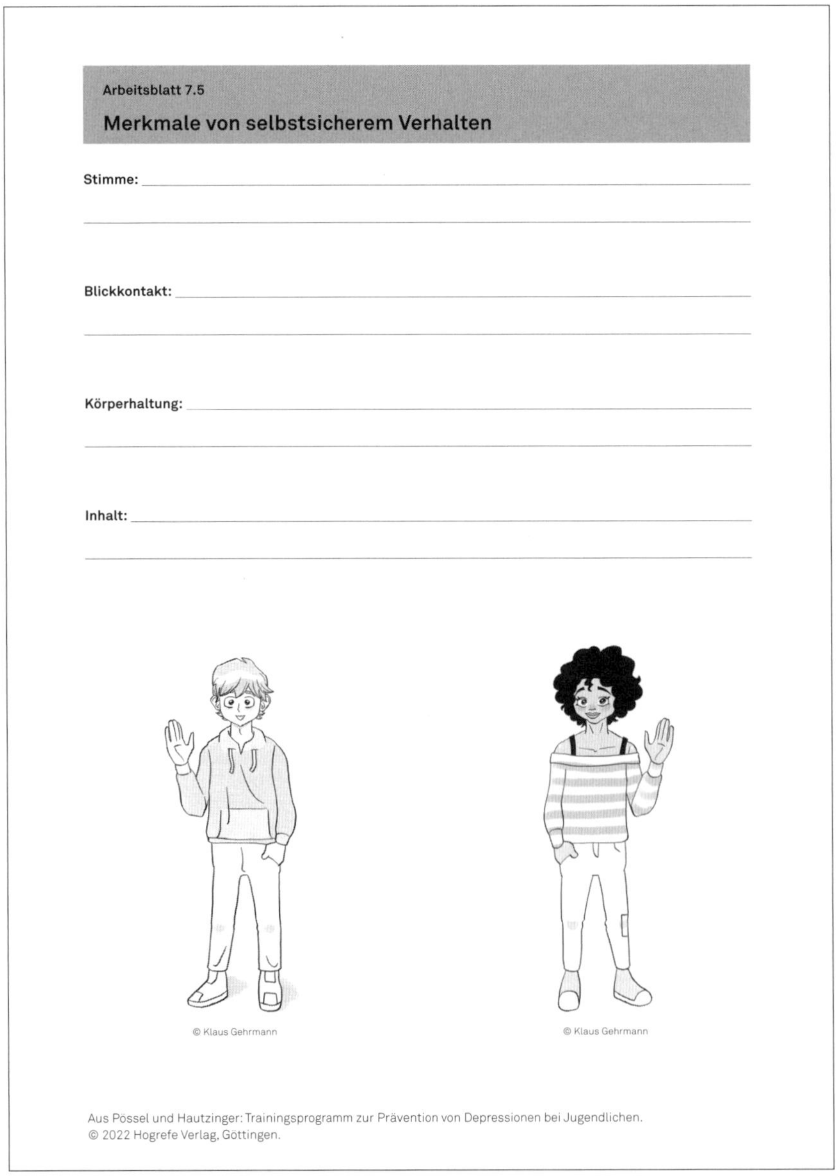

Arbeitsblatt 7.5

Merkmale von selbstsicherem Verhalten

Stimme: ______________________________

Blickkontakt: ______________________________

Körperhaltung: ______________________________

Inhalt: ______________________________

© Klaus Gehrmann © Klaus Gehrmann

Aus Pössel und Hautzinger: Trainingsprogramm zur Prävention von Depressionen bei Jugendlichen.

Abbildung 24: Arbeitsblatt 7.5: Merkmale von selbstsicherem Verhalten

Wann habt ihr (oder jemand den ihr kennt) selbstsicheres Verhalten gezeigt?

oder

Geht in Kleingruppen und erzählt euch gegenseitig eine Situation, in der ihr (oder jemand den ihr kennt) selbstsicheres Verhalten gezeigt hat.

5.7.10 Bedeutung von Perspektivenübernahme diskutieren

In Situationen im Umgang mit anderen Menschen kann es wichtig sein, uns darüber im Klaren zu sein, was wir in der Situation erreichen wollen. Es kann aber auch wichtig sein, dass wir uns in die Lage der anderen Person versetzen und deren Perspektive verstehen.

Was glaubt ihr, wieso kann es hilfreich für uns sein, die Perspektive der anderen Person einzunehmen?

Mögliche Antworten:

- Die Perspektive der anderen Person einzunehmen, kann uns helfen, zu entscheiden, welches Verhalten am wahrscheinlichsten zu dem Resultat führt, das wir in der Situation gerne erreichen würden, ohne dass es zu negativen Konsequenzen kommt.
- Wir können einschätzen, ob die andere Person dazu bereit ist, unsere Sichtweise zu hören, oder ob wir auf eine bessere Gelegenheit warten sollten (z.B. wenn die Person in einer besseren Stimmung ist).
- Wenn wir zeigen können, dass wir die Perspektive der anderen Person verstehen, könnte diese Person ebenfalls dafür offener sein, unsere Ansicht anzuhören, und das macht es wahrscheinlicher, dass wir in der Situation erreichen, was wir wollen.
- Wenn wir die Perspektive der anderen Person verstehen, ist es möglich, dass wir zu Kompromissen kommen, welche die Bedürfnisse aller Beteiligten befriedigen.

Lasst uns eine Situation durchspielen und sehen, wie es uns helfen kann, in Situationen im Umgang mit anderen Menschen deren Perspektive zu übernehmen: Stellt euch vor, wir sitzen in der Klasse, sind ruhig, hören der Lehrerin oder dem Lehrer zu und machen Notizen, während andere Schülerinnen und Schüler sich laut unterhalten und stören. Ohne auch nur zu gucken, sagt die Lehrkraft, dass wir ruhig sein sollen. Wie würden wir uns in dieser Situation fühlen?

Mögliche Antworten:

- aufgebracht, ärgerlich, verärgert, überrascht
- wütend, dass ich unfair behandelt wurde

Was würden wir in der Situation wollen?

Mögliche Antworten:

- Ich würde der Lehrkraft sagen wollen, dass ich es nicht war.
- Ich würde der Lehrkraft sagen wollen, dass ich mich unfair behandelt fühle.

Wie würden wir wahrscheinlich reagieren?

Mögliche Antworten:

- Ich würde wahrscheinlich sagen „Ich habe gar nichts gesagt!"
- Ich würde die Klasse verlassen.

Jetzt versetzt euch in die Situation der Lehrkraft.

- *Wenn wir die Lehrerin oder der Lehrer wären und Schülerinnen und Schüler wären laut und würden stören, was würden wir in der Situation wollen?*
- *Wie würden wir uns als Lehrerin oder Lehrer fühlen?*

Mögliche Antworten:

- Als Lehrkraft würde ich wollen, dass die Klasse ruhig ist, sodass ich unterrichten kann.
- Als Lehrkraft würde ich wahrscheinlich aufgebracht, verärgert, frustriert, genervt sein.

OK, nachdem wir darüber nachgedacht haben, was die Lehrerin oder der Lehrer will und wie sie oder er sich fühlt, glaubt ihr, sie oder er ist offen, unsere Seite zu hören?

Mögliche Antworten:

- nein/wahrscheinlich nicht
- Die Lehrkraft will, dass die Klasse ruhig ist. Wenn ich versuche, mit ihr zu diskutieren, macht das wahrscheinlich die Situation nicht besser.

Behaltet im Kopf, was die Lehrerin oder der Lehrer in der Situation will.

Wie könnten wir erreichen, dass die Lehrerin oder der Lehrer versteht, dass wir uns unfair behandelt fühlen, ohne die Situation schlimmer zu machen?

Mögliche Antworten:

- Mit der Lehrkraft sprechen, nachdem die Stunde vorbei ist.
- Wenn ich glaube, die Lehrkraft behandelt mich oft unfair, könnte ich etwas mit dieser Lehrkraft und meinen Eltern oder jemandem in der Schule, der oder dem ich vertraue, arrangieren.

Tipp: Das Ziel dieser Übung ist es, den Gruppenteilnehmenden zu helfen, folgendes zu verstehen: Die Reaktion, die sie gerne intuitiv zeigen wollen, hilft ihnen nicht unbedingt dabei, das zu erreichen, was sie in der Situation wollen. Wenn sie die Perspektive der anderen Person einnehmen und verstehen, haben sie eine größere Chance, ihre eigenen Ziele zu erreichen, und vermeiden, dass die Situation schwieriger wird.

5.7.11 Wissenstest zur 7. Sitzung

➡ Arbeitsblatt 7.6 (Wissenstest zur 7. Sitzung) austeilen.

Die Jugendlichen sollen auf dem Wissenstest mindestens jeweils drei Merkmale von unsicherem, aggressivem, passiv-aggressivem und selbstsicherem Verhalten nennen.

➡ Wissenstest einsammeln.

5.7.12 Alltagsbezug herstellen

Wie kann uns Perspektivenübernahme helfen, unsere Ziele zu erreichen (spezifische Ziele der Gruppenmitglieder verwenden)?

➡ Antworten der Jugendlichen sammeln.

5.7.13 Feedback zur Einhaltung der Verhaltensregeln und zur Mitarbeit geben

Konkret angeben, an welche Verhaltensregeln und Vereinbarungen sich die Gruppe gut gehalten hat und welche von diesen in der nächsten Sitzung eventuell noch stärker beachtet werden sollten. Dabei auf die einzelnen Punkte des Verhaltensregel- und Vereinbarungsposters verweisen.

5.7.14 Ausblick auf die 8. Sitzung *(Just do it – II)* geben

Diese Stunde haben wir uns verschiedene Merkmale von unsicherem, aggressivem, passiv-aggressivem und selbstsicherem Verhalten angesehen und gelernt, warum es für uns hilfreich sein kann, die Perspektive einer anderen Person zu übernehmen. In der nächsten Stunde werden wir uns mit den Vor- und Nachteilen der verschiedenen Verhaltenstypen beschäftigen und selbstsichere Verhaltensweisen in Szenenspielen ausprobieren.

5.8 Achte Sitzung: Just do it – II

Materialliste	
• Verhaltensregel- und Vereinbarungsposter • Ziele-Poster • gelbe und rote Karte • Folie 7.6 (Wissenstest zur 7. Sitzung; Präsentation, vgl. Online-Materialien) • Folie 8.1 und Arbeitsblatt 8.1: Wie prüfe ich meine Verhaltensoptionen? (vgl. Online-Materialien) • Folie 8.2 und Arbeitsblatt 8.2: Szenenspiele zu den verschiedenen Situationstypen (vgl. Online-Materialien) • Arbeitsblatt 8.3: Wissenstest zur 8. Sitzung (vgl. Online-Materialien) • großformatiges Papier für Poster 8.1 bis 8.7; die Tabellen auf den Postern 8.1 bis 8.4 sollten vor der Sitzung vorbereitet werden • ggf. Folienstifte • dicke Filzstifte	
Ziele der Sitzung	
• Vor- und Nachteile der verschiedenen Verhaltensweisen erarbeiten • vermitteln, dass selbstsicheres Verhalten durch Übung erlernbar ist • Regeln von Szenenspielen einführen und einüben • Perspektivenwechsel im Szenenspiel durchführen	
Inhalte und Ablauf	**Zeitrahmen**
• Sitzkreis bilden • Wissenstest aus der 7. Sitzung besprechen • Thema der heutigen Sitzung: Selbstsicheres Verhalten	ca. 15 Minuten

• Vor- und Nachteile der verschiedenen Verhaltensweisen diskutieren:
  - Poster 8.1 bis 8.4
• Schritte zur Evaluation unserer Verhaltensoptionen besprechen:
  - Folie 8.1 und Arbeitsblatt 8.1
• Einführung zu selbstsicherem Verhalten
• Einführung in die Szenenspiele:
  - Merkmale selbstsicheren Verhaltens (Poster 8.5)
  - Folie 8.2 und Arbeitsblatt 8.2
• Feedback-Regeln für Szenenspiele:
  - Poster 8.6
• Szenenspiele der Jugendlichen
• Szenenspiele mit Rollenwechsel:
  - Poster 8.7
	ca. 55 Minuten

• Wissenstest zur 8. Sitzung • Alltagsbezug herstellen • Feedback zur Einhaltung der Verhaltensregeln und zur Mitarbeit geben • Ausblick auf die 9. Sitzung *(Making contact – I)* geben	ca. 20 Minuten

5.8.1 Sitzkreis bilden

Alle setzen sich in einen Sitzkreis, der zur Tafel hin offen ist. Tafel, Beamer (ggf. Overhead-Projektor) sowie das Verhaltensregel- und Vereinbarungsposter sollten für die Trainerinnen bzw. Trainer gut erreichbar sein.

5.8.2 Wissenstest aus der 7. Sitzung besprechen

➡ Folie 7.6 (Wissenstest zur 7. Sitzung; Präsentation) zeigen. Feedback: Was war gut, was nicht? Wenn Inhalte fehlten oder falsche Antworten gegeben wurden, erneut erklären und inhaltlich klarstellen.

Mögliche Lösungen des Wissenstests zur 7. Sitzung:

Merkmale unsicheren Verhaltens:
- leise, zaghafte und zögernde Stimme,
- dem Blickkontakt ausweichen, wegschauen, zu Boden schauen,
- gesenkter Kopf, zusammengesunkene Haltung, hochgezogene Schultern, Körper abgewandt,
- Inhalte werden oft vage und unklar formuliert, dabei werden Formulierungen wie „man", „alle", „wir" benutzt und keine eigenen Vorschläge gemacht.

Merkmale aggressiven Verhaltens:
- unangemessen laute Stimme,
- die andere Person wird angestarrt,
- Kopf aufrecht oder nach vorne geneigt, gerade Haltung, unangenehme Nähe zum Gegenüber,
- Inhalte werden oft vorwurfsvoll formuliert, enthalten Beleidigungen und Beschimpfungen („Du"-Sätze), auf Äußerungen und Vorschläge des Gegenübers wird nicht eingegangen.

Merkmale passiv-aggressiven Verhaltens:
- sarkastische Bemerkungen, seufzen, „verschnupfte" Kommentare,
- mit den Augen rollen, die andere Person nicht direkt angucken,
- der anderen Person nicht direkt zugewandt,
- Gerüchte verbreiten, sich auf Hörensagen berufen, Gefühle nicht direkt ausdrücken

Merkmale selbstsicheren Verhaltens:
- klare, deutliche und freundliche Stimme in angemessener Lautstärke,
- Blickkontakt vorhanden,
- Kopf aufrecht, gerade Haltung, angenehme Distanz zum Gegenüber,
- Inhalte werden klar formuliert, dabei werden „Ich"-Sätze benutzt, eigene Gefühle werden geschildert, eigene Vorschläge gemacht und auf die Äußerungen des Gegenübers wird eingegangen.

5.8.3 Thema der heutigen Sitzung

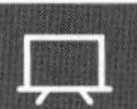

Tafel 8.1

Heutige Ziele:
- Ich kenne die Vor- und Nachteile der verschiedenen Verhaltensweisen.
- Ich verstehe, dass selbstsicheres Verhalten durch Übung erlernbar ist.
- Ich habe selbstsicheres Verhalten praktiziert.

➡ Das an die Tafel Geschriebene vorlesen.

5.8.4 Vor- und Nachteile der verschiedenen Verhaltensweisen diskutieren

Wie wir gesehen haben, können die vier verschiedenen Verhaltenstypen klar unterschieden werden. Außerdem kann es hilfreich für uns sein, die Perspektive der Person, mit der wir zu tun haben, zu übernehmen. Heute werden wir uns damit beschäftigen, welche Vor- und Nachteile jeder Verhaltenstyp hat.

Jeder Verhaltenstyp hat Vor- und Nachteile und je nach Situation kann eine bestimmte Art von Verhalten die beste Option sein. Wann welcher Verhaltenstyp die beste Option ist, hängt von der Situation selbst ab, davon, in welchem Kontext die Situation stattfindet, wer beteiligt ist, und von vielen anderen Faktoren. Weiterhin kann ein bestimmtes Verhalten kurz- und langfristige Vor- und Nachteile haben. Am Ende liegt es in unserer Verantwortung, darüber nachzudenken, welche kurz- und langfristigen Vor- und Nachteile jeder Verhaltenstyp in einer spezifischen Situation hat, und uns für das Verhalten zu entscheiden, das uns am ehesten zum Ziel führt.

Um die Unterschiede zu veranschaulichen, werden wir uns wieder die Beispielsituation mit der Lehrkraft, die uns unfairerweise auffordert, ruhig zu sein, anschauen.

In der folgenden Gruppenarbeit wird erarbeitet, wie jeder Verhaltenstyp in der Beispielsituation aussieht und welche kurz- und langfristigen Vor- und Nachteile dieses Verhalten haben könnte. Die Trainerinnen und Trainer sollten den Jugendlichen helfen, mindestens eine Konsequenz für jede der vier Kategorien (kurz- und langfristige Vor- und Nachteile) zu finden. Das Ziel der Kleingruppenaktivität ist es, zu demonstrieren, dass selbstsicheres Verhalten üblicherweise das hilfreichste Verhalten ist. Daher kann es relevant sein, dass die Trainerinnen und Trainer helfen, mehr Vorteile von selbstsicherem Verhalten zu identifizieren.

Die Poster 8.1 bis 8.4 für die vier verschiedenen Verhaltenstypen werden wie im folgenden Kasten als Tabelle gestaltet (vorab vorbereiten).

Poster 8.1 bis 8.4: Vorlage

	Vorteile	Nachteile
Kurzfristig		
Langfristig		

1. Unsicheres Verhalten

➡ Poster 8.1 für unsicheres Verhalten aufhängen.

- Wie würden wir auf unsere Lehrerin oder unseren Lehrer reagieren, wenn wir unsicheres Verhalten zeigen?
- Welche Vorteile hat unsicheres Verhalten in dieser Situation?
- Welche Nachteile hat unsicheres Verhalten in dieser Situation?

➡ Antworten der Jugendlichen auf Poster 8.1 sammeln, sodass die Gesamtgruppe sie sehen kann.

Mögliche Antworten *für unsicheres Verhalten:*
- Ich würde ruhig sein und nichts sagen.
- Ich würde überhaupt nicht reagieren, auch wenn ich ärgerlich bin.

Poster 8.1 – Antwortbeispiele

Unsicheres Verhalten	Vorteile	Nachteile
Kurzfristig	• *Ich würde nicht in weitere Schwierigkeiten geraten oder die Lehrkraft irritieren.* • *Ich würde eine mögliche unangenehme oder beängstigende Interaktion mit der Lehrkraft vermeiden.*	• *Ich verpasse die Gelegenheit, meine Seite darzustellen.* • *Die Lehrkraft hat immer noch den Eindruck, ich habe gestört.*
Langfristig	• *Die Lehrkraft sieht mich als jemanden, der keinen Ärger macht.*	• *Ich vermeide Konflikte und lerne nicht, mit ihnen umzugehen.* • *Andere lernen, dass sie mit mir machen können, was sie wollen, weil ich mich nicht wehre.*

2. Aggressives und passiv-aggressives Verhalten

➡ Die Gruppe wird in zwei Kleingruppen aufgeteilt, sodass eine Gruppe die gleichen Fragen für aggressives Verhalten beantworten kann und die zweite Gruppe sich auf passiv-aggressives Verhalten konzentrieren kann. Jeweils eine Trainerin bzw. ein Trainer kann eine Kleingruppe betreuen. Wenn beide Kleingruppen fertig sind, hängen sie ihre Poster auf und erklären der Gesamtgruppe, was sie erarbeitet haben.

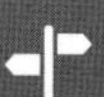

Alternative

Wenn die Gesamtgruppe zu klein ist oder sich die Trainerinnen bzw. Trainer aus anderen Gründen dafür entscheiden, die Gruppe nicht aufzuteilen, kann auch die Gesamtgruppe die Fragen für aggressives und passiv-aggressives Verhalten beantworten.

➡ Poster 8.2 für aggressives Verhalten und Poster 8.3 für passiv-aggressives Verhalten in den Kleingruppen aufhängen.

Die Kleingruppen können die Poster jeweils gemeinsam ausfüllen oder ein Gruppenmitglied kann die Antworten eintragen, die die Gruppe gemeinsam findet.

- Wie würden wir auf unsere Lehrerin oder unseren Lehrer reagieren, wenn wir aggressives Verhalten zeigen?
- Welche Vorteile hat aggressives Verhalten in dieser Situation?
- Welche Nachteile hat aggressives Verhalten in dieser Situation?

- Wie würden wir auf unsere Lehrerin oder unseren Lehrer reagieren, wenn wir passiv-aggressives Verhalten zeigen?
- Welche Vorteile hat passiv-aggressives Verhalten in dieser Situation?
- Welche Nachteile hat passiv-aggressives Verhalten in dieser Situation?

Mögliche Antworten *für aggressives Verhalten:*

- Ich würde die Lehrkraft anschreien, dass ich nicht gestört habe.
- Ich würde aufstehen und aus der Klasse laufen.

Poster 8.2 – Antwortbeispiele

Aggressives Verhalten	Vorteile	Nachteile
Kurzfristig	• *Ich habe der Lehrkraft die Wahrheit gesagt.* • *Ich habe meine Frustration ausgedrückt.*	• *Die Lehrkraft mag mich weniger als vorher.* • *Die Situation ist schlimmer als vorher.* • *Die Lehrkraft wird defensiv werden und mir nicht zuhören.*
Langfristig	• *Ich lerne, meine Frustration zu zeigen.* • *Andere lernen, dass sie mich nicht herumstoßen können, und lassen mich in Ruhe.*	• *Andere sehen mich als Krawallmacher.*

Mögliche Antworten *für passiv-aggressives Verhalten:*

- Ich würde meine Augen rollen und laut stöhnen.
- Ich würde nichts sagen und nicht mehr zuhören und mitarbeiten.

Poster 8.3 – Antwortbeispiele

Passiv-aggressives Verhalten	Vorteile	Nachteile
Kurzfristig	• *Ich drücke meine Frustration aus, ohne einen Konflikt mit der Lehrkraft zu riskieren.* • *Ich drücke meine Frustration aus, ohne in Schwierigkeiten zu geraten.*	• *Es könnte sein, dass ich durch mein Verhalten noch mehr Unmut der Lehrkraft auf mich ziehe.* • *Die Lehrkraft denkt immer noch, ich habe gestört.*
Langfristig	• *Es könnte sein, dass die Lehrkraft mich in Ruhe lässt, da sie mit mir und meiner Art nichts mehr zu tun haben will.*	• *Ich lerne nicht, mein Anliegen zu kommunizieren, entsprechend ändert sich nichts.*

3. Selbstsicheres Verhalten

Die Gesamtgruppe bleibt zusammen, um die Vor- und Nachteile selbstsicheren Verhaltens zu bearbeiten.

➡ Poster 8.4 für selbstsicheres Verhalten aufhängen.

- Wie würden wir auf unsere Lehrerin oder unseren Lehrer reagieren, wenn wir selbstsicheres Verhalten zeigen?
- Welche Vorteile hat selbstsicheres Verhalten in dieser Situation?
- Welche Nachteile hat selbstsicheres Verhalten in dieser Situation?

➡ Antworten der Jugendlichen auf Poster 8.4 sammeln, sodass die Gesamtgruppe sie sehen kann.

Mögliche Antworten *für selbstsicheres Verhalten:*
- Ich würde die Lehrkraft nach der Klasse ansprechen und in ruhigem Ton und respektvoll erklären, dass ich nicht gesprochen und gestört habe.
- Ich würde die Lehrkraft um ein Treffen bitten.

Poster 8.4 – Antwortbeispiele

Selbstsicheres Verhalten	Vorteile	Nachteile
Kurzfristig	• *Ich kommuniziere klar mit der Lehrkraft und diese könnte sich für den Fehler entschuldigen.* • *Ich drücke meine Frustration aus.*	• *Ich erlebe nicht die Befriedigung, meine Frustration im Moment auszudrücken.*
Langfristig	• *Die Lehrkraft und ich können eine respektvolle Beziehung entwickeln.* • *Ich kann den Konflikt lösen.* • *Die Lehrkraft hört mir das nächste Mal gerne zu.*	/

Wenn wir uns die unterschiedlichen Poster *(auf die Poster 8.1 bis 8.4 zeigen)* angucken, wird klar, dass selbstsicheres Verhalten mehr Vorteile hat als die anderen drei Verhaltenstypen. Die Vorteile von selbstsicherem Verhalten zeigen sich in einer Vielzahl von Situationen, was bedeutet, dass es oft das beste Verhalten ist. Die gute Nachricht ist: Selbstsicherheit und selbstsicheres Verhalten sind nicht angeboren, sondern erlernt bzw. erlernbar.

Selbstsicheres Verhalten kann manchmal bedeuten, dass wir sagen, wenn wir verärgert sind; manchmal, dass wir mit jemandem reden, die oder den wir gerne besser kennen lernen wollen, und manchmal bedeutet selbstsicheres Verhalten, dass wir uns entschuldigen.

Um den Dreh herauszubekommen, ist es wichtig, einerseits zu wissen, wie selbstsicheres Verhalten aussieht, und andererseits dieses so oft wie möglich zu üben. Je öfter wir selbstsicheres Verhalten zeigen, umso leichter wird es, dieses Verhalten zu zeigen, wenn es angemessen ist. Deshalb werden wir uns auf selbstsicheres Verhalten fokussieren und es in Szenenspielen üben.

5.8.5 Schritte zur Evaluation unserer Verhaltensoptionen besprechen

Bevor wir das tun, lasst uns zusammenfassen, was wir das letzte Mal und heute bisher gemacht haben.

➡ Folie 8.1 zeigen und Arbeitsblatt 8.1 (Wie prüfe ich meine Verhaltensoptionen?, vgl. Abb. 25) austeilen.

➡ Die einzelnen Schritte vorlesen.

Das Arbeitsblatt soll helfen, das Gelernte zusammenzufassen und uns in Zukunft daran zu erinnern.

5.8.6 Einführung zu selbstsicherem Verhalten

Sich selbstsicher zu verhalten, ist nichts, was man kann oder nicht kann, sondern etwas, das man erlernen kann.

Arbeitsblatt 8.1

Wie prüfe ich meine Verhaltensoptionen?

Schritt 1: Identifiziere, was du erreichen willst

Was willst du in dieser Situation erreichen? Was ist dein Ziel? Zum Beispiel:
Willst du etwas von der anderen Person oder willst du deine Gefühle ausdrücken?

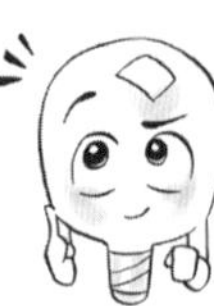

© Klaus Gehrmann

Schritt 2: Versetze dich in die Lage der anderen Person

Stell dir vor, du wärst die andere Person. Was würdest du in dieser Situation wollen? Wie würdest du dich fühlen? Wärst du offen, deine Sicht der Situation zu hören?

Schritt 3: Prüfe die möglichen Konsequenzen der verschiedenen Verhaltenstypen

Denke über die verschiedenen Verhaltenstypen (unsicher, aggressiv, passiv-aggressiv und selbstsicher) nach. Wie würden die verschiedenen Verhaltensweisen aussehen? Was glaubst du, wie die andere Person reagieren wird? Welche kurz- und langfristigen Vor- und Nachteile sind mit welchem Verhalten verbunden? Wie wahrscheinlich wirst du erreichen, was du in der Situation willst?

Schritt 4: Zeige das Verhalten, das am ehesten dazu führt, dass du dein Ziel erreichst und das wahrscheinlich die wenigsten Nachteile hat

Abbildung 25: Arbeitsblatt 8.1: Wie prüfe ich meine Verhaltensoptionen?

Egal, ob selbstsicheres Verhalten darin besteht, jemandem zu sagen, wenn man sauer auf ihn ist, ob es darum geht, jemanden anzusprechen, zu dem man gerne mehr Kontakt hätte, oder ob man sich bei jemandem entschuldigen will: Um solche Situationen gut meistern zu können, ist es wichtig, die grundlegenden Merkmale selbstsicheren Verhaltens zu kennen und möglichst viel Übung darin zu haben, sich selbstsicher zu verhalten. Je mehr Erfahrungen man damit sammelt, also je häufiger man selbstsicheres Verhalten ausprobiert oder bestimmte Merkmale wie „Blickkontakt halten" trainiert, desto leichter fällt es einem und desto besser wird man sich in immer mehr Situationen selbstsicher verhalten können.

5.8.7 Einführung in die Szenenspiele

Bevor wir mit den Szenenspielen beginnen, schauen wir uns noch einmal kurz gemeinsam die Merkmale für selbstsicheres Verhalten an. Wir haben sie auf ein Poster geschrieben, das wir hier aufhängen, sodass wir immer wieder kurz nachschauen können.

➡ Poster 8.5 (Merkmale selbstsicheren Verhaltens) aufhängen.

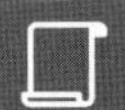

Poster 8.5

Merkmale selbstsicheren Verhaltens

Stimme: klar, deutlich und freundlich, in angemessener Lautstärke

Blickkontakt: Blickkontakt, ohne die andere Person anzustieren

Körperhaltung: Kopf aufrecht, gerade Haltung, angenehme Nähe

Inhalt: „Ich"-Sätze (eigene Gefühle schildern), eigene Vorschläge machen, auf Äußerungen der anderen Person eingehen

Wenn wir jetzt alle wieder die Merkmale von selbstsicherem Verhalten im Kopf haben, wir also wissen, dass es wichtig ist, Blickkontakt mit unserem Gegenüber aufzunehmen, mit klarer und deutlicher Stimme zu sprechen, „Ich"-Sätze zu bilden und auf die Äußerungen der anderen Person einzugehen, machen wir ein Szenenspiel hier vor der Gruppe. Dazu brauchen wir zwei Freiwillige. Eure Aufgabe ist es, in eine Rolle zu schlüpfen. Wir undem „Szenenspieler" (bestimmt die Situation und legt die Bedingungen fest) und der „Mitspielerin" bzw. dem „Mitspieler" (spielt mit). Als Szene könnt ihr euch eine Situation von Arbeitsblatt 8.2 auswählen oder euch eine eigene Situation ausdenken.

➡ Folie 8.2 zeigen und Arbeitsblatt 8.2 (Szenenspiele zu den verschiedenen Situationstypen, vgl. Abb. 26) austeilen.

➡ Situationen vorlesen.

Arbeitsblatt 8.2

Szenenspiele zu den verschiedenen Situationstypen

Eigene Wünsche und Bedürfnisse angemessen äußern

- Du möchtest auf eine Geburtstagsparty gehen und richtig lange wegbleiben. Nun willst du deine Eltern überzeugen.
- Deine Versetzung hängt davon ab, ob du in Mathe eine 3 bekommst, aber in der letzten Arbeit hast du eine 4 geschrieben, sodass du eigentlich kein Recht auf eine 3 hast.

Kontakt knüpfen und aufrechterhalten

- Alle gehen aufs Stadtfest. Keiner fragt dich, ob du auch mitwillst.
- Du kommst auf eine Party und es ist noch niemand da, den du kennst.
- Du möchtest dich mit einem Mädchen/Jungen treffen, das/den du kennst.

Berechtigte Forderungen durchsetzen

- Du hast dir ein T-Shirt gekauft. Als du es zu Hause auspackst, merkst du, dass ein kleines Loch drin ist. Jetzt möchtest du es umtauschen.
- Du bist im Kino und es sitzt jemand auf deinem Platz.
- Du bekommst irgendwo nicht genug Wechselgeld zurück.
- Deine Lehrerin oder dein Lehrer beschuldigt dich, die Hausaufgaben abgeschrieben zu haben, obwohl das nicht stimmt.

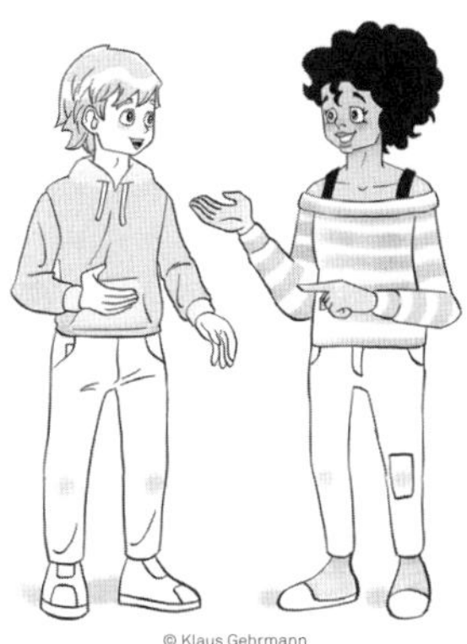

Abbildung 26:
Arbeitsblatt 8.2: Szenenspiele zu den verschiedenen Situationstypen

➡ Auf die Situationstypen der letzten Sitzung hinweisen und nach den Unterschieden der Situationstypen fragen.

↩ Rückbezug auf Abschnitte 5.7.6 und 5.7.7.

Es soll kein langes Stück sein, sondern nur etwas Kurzes, so wie in den Szenenspielen letzte Woche. *Wer hat Lust eine der Situationen vorzuspielen?*

➡ Warten, bis sich zwei Jugendliche bereit erklären.

Die beiden Jugendlichen erhalten etwas Zeit, ihr Szenenspiel abzusprechen.

➡ Eine Trainerin bzw. ein Trainer geht mit vor die Tür, um die Vorbereitungen zu strukturieren und Fragen zu beantworten.

5.8.8 Feedback-Regeln für Szenenspiele erklären

➡ Poster 8.6 (Ablauf eines Szenenspiels) erstellen und erklären.

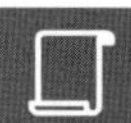

Poster 8.6

Ablauf eines Szenenspiels:

1. *Eine Situation spielen = erstes Szenenspiel*
2. *Erstes Feedback:*
   - 2a. Fragen an die Szenenspielerin bzw. den Szenenspieler:
     - Was hast du gut gemacht?
     - Was hat aus deiner Sicht schon gut geklappt?
   - 2b. Fragen an die Mitspielerin bzw. den Mitspieler:
     - Was hat aus deiner Sicht schon geklappt?
     - Wie hat das Verhalten der Szenenspielerin bzw. des Szenenspielers auf dich gewirkt?
   - 2c. Fragen an die Gruppe (Zuschauende):
     - Welche der Kriterien für selbstsicheres Verhalten (Poster 8.1) waren schon sichtbar?
   - 2d. Fragen an die Szenenspielerin bzw. den Szenenspieler:
     - Was könntest du noch besser machen?
     - Was davon willst du beim nächsten Spiel versuchen umzusetzen?
3. *Situation noch einmal spielen = zweites Szenenspiel*
4. *Zweites Feedback:*
   - 4a. Fragen an die Szenenspielerin bzw. den Szenenspieler:
     - Was hast du gut gemacht?
     - Was hat aus deiner Sicht gut geklappt?
     - Konntest du deine Vorsätze umsetzen?
     - Was war besser als beim ersten Mal?
   - 4b. Fragen an die Mitspielerin bzw. den Mitspieler:
     - Was hat aus deiner Sicht gut geklappt?
     - Wie hat das Verhalten der Szenenspielerin bzw. des Szenenspielers auf dich gewirkt?
     - Was war besser als beim ersten Mal?
   - 4c. Fragen an die Gruppe:
     - Welche der Kriterien für selbstsicheres Verhalten (Poster 8.1) waren schon sichtbar?
     - Was war besser als beim ersten Mal?

Nach dem 1. Szenenspiel

➡ Fragen aus dem *ersten Feedback* entsprechend Poster 8.6 stellen. Dazu die *Kriterien für selbstsicheres Verhalten* auf Poster 8.5 durchgehen.

Die Szenenspielerin bzw. den Szenenspieler soll einen, maximal zwei Verbesserungsvorschläge machen und beim erneuten Spielen (2. Szenenspiel) versuchen, diese umzusetzen.

💡 Tipp: Das ausgesuchte Merkmal selbstsicheren Verhaltens vor dem 2. Szenenspiel einmal bewusst allein vormachen lassen. Beispielsweise, wenn es darum gehen soll, lauter und deutlicher zu sprechen, den ersten Satz sagen. Falls die Szenenspielerin bzw. der Szenenspieler selbst keine Verbesserungsvorschläge nennen kann, folgende Frage an die Gruppe stellen: „Was könnte die Szenenspielerin bzw. der Szenenspieler noch besser machen?"

Nach dem 2. Szenenspiel

➡ Fragen aus dem *zweiten Feedback* entsprechend Poster 8.6 stellen. Dazu die *Kriterien für selbstsicheres Verhalten* auf Poster 8.5 durchgehen.

Nachdem anhand des Szenenspiels der zwei Jugendlichen das Vorgehen aufgezeigt wurde, entwickeln anschließend alle Jugendlichen eigene kurze Szenenspiele.

5.8.9 Szenenspiele der Jugendlichen

1. Die Jugendlichen sollen Zweiergruppen bilden und anhand der Beispiele auf Arbeitsblatt 8.2 oder eigener Ideen ein kurzes Szenenspiel entwickeln. Dies kann auch schriftlich geschehen, um die Hemmschwelle zu senken. Hierfür stehen 10 bis 15 Minuten Zeit zur Verfügung.

2. Die Teilnehmenden in zwei Großgruppen aufteilen (je eine Trainerin bzw. ein Trainer), in denen die Jugendlichen ihr Szenenspiel vorspielen. In jeder Großgruppe nach den Regeln des Szenenspiels vorgehen und den Fragen von Poster 8.6 folgen.

5.8.10 Szenenspiele mit Rollenwechsel

➡ Poster 8.6 um folgende Punkte ergänzen (vgl. Poster 8.7):

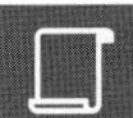

Poster 8.7: Ergänzung zu Poster 8.6

5. *Szene mit getauschten Rollen noch einmal spielen*
6. *Drittes Feedback:*
   - 6a. Fragen an die Szenenspielerin bzw. den Szenenspieler:
     - Was fiel dir durch den Rollenwechsel auf?
     - Wie war es für dich, die andere Seite zu erleben?
   - 6b. Fragen die Mitspielerin bzw. den Mitspieler:
     - Wie war es für dich, die Szene aus der anderen Position zu erleben?
   - 6c. Fragen an die Gruppe:
     - Was hat sich durch den Rollenwechsel geändert?

Die Jugendlichen führen die Szenenspiele mit getauschten Rollen noch einmal aus. Anschließend werden die ergänzten Fragen durchgegangen.

5.8.11 Wissenstest zur 8. Sitzung

➡ Arbeitsblatt 8.3 (Wissenstest zur 8. Sitzung) austeilen.

Die Jugendlichen sollen im Wissenstest die Frage beantworten, warum es nützlich ist, sich selbstsicher zu verhalten.

➡ Wissenstest einsammeln.

5.8.12 Alltagsbezug herstellen

Wie kann uns das, was wir in der heutigen Stunde gemacht haben, im Alltag helfen?

Was bringt es uns im Alltag/für das Erreichen unserer Ziele, wenn wir versuchen, uns selbstsicher zu verhalten?

➡ Antworten der Jugendlichen sammeln.

5.8.13 Feedback zur Einhaltung der Verhaltensregeln und zur Mitarbeit geben

Konkret angeben, an welche Verhaltensregeln und Vereinbarungen sich die Gruppe gut gehalten hat und welche von diesen in der nächsten Sitzung eventuell noch stärker beachtet werden sollten. Dabei auf die einzelnen Punkte des Verhaltensregel- und Vereinbarungsposters verweisen.

5.8.14 Ausblick auf die 9. Sitzung *(Making contact – I)* geben

Diese Stunde haben wir uns mit selbstsicherem Verhalten beschäftigt. In der nächsten Stunde wollen wir uns speziell mit dem Situationstyp „Kontakte knüpfen und aufrechterhalten“ beschäftigen und schauen, was wichtig ist, um erfolgreich Kontakt zu anderen Menschen aufzunehmen.

5.9 Neunte Sitzung: Making contact – I

Materialliste	
• Verhaltensregel- und Vereinbarungsposter • Ziele-Poster • gelbe und rote Karte • Folie 8.3 (Wissenstest zur 8. Sitzung; Präsentation, vgl. Online-Materialien) • Poster 8.6 und 8.7 zum Ablauf der Szenenspiele • Folien 9.1 und 9.2 (Präsentation, vgl. Online-Materialien) • Arbeitsblatt 9.1: Kontakt zu anderen aufnehmen (vgl. Online-Materialien) • Arbeitsblatt 9.2: Wissenstest zur 9. Sitzung (vgl. Online-Materialien) • ggf. Folienstifte *Beachte:* Die Trainerinnen bzw. Trainer sollten berichten können, inwieweit sie die Inhalte von *Just do it* angewendet haben (eigene Ziele und selbstsicheres Verhalten).	
Ziele der Sitzung	
• selbstsicheres Verhalten in Szenenspielen trainieren • vermitteln, was wichtig ist, um Kontakt zu anderen Menschen aufzunehmen	
Inhalte und Ablauf	**Zeitrahmen**
• Sitzkreis bilden • Wissenstest aus der 8. Sitzung besprechen • Anwendung der Inhalte aus *Just do it* diskutieren • Thema der heutigen Sitzung: selbstsicheres Verhalten und Kontakt aufnehmen	ca. 15 Minuten
• Szenenspiele der Jugendlichen aus der 8. Sitzung fortsetzen • Einführung in das Thema „Kontaktaufnahme“ • Szenenspiel der Trainerinnen bzw. Trainer zum Kontaktaufnehmen: – Folie 9.1 und Arbeitsblatt 9.1	ca. 55 Minuten
• Wissenstest zur 9. Sitzung • Alltagsbezug herstellen • Feedback zur Einhaltung der Verhaltensregeln und zur Mitarbeit geben • Ausblick auf die 10. Sitzung *(Making contact – II)* geben	ca. 20 Minuten

5.9.1 Sitzkreis bilden

Alle Jugendlichen und die Trainerinnen bzw. Trainer setzen sich in einen Sitzkreis, der zur Tafel hin offen ist. Tafel, Beamer (ggf. Overhead-Projektor) sowie das Verhaltensregel- und Vereinbarungsposter sollten für die Trainerinnen bzw. Trainer gut erreichbar sein.

5.9.2 Wissenstest aus der 8. Sitzung besprechen

➡ Folie 8.3 (Wissenstest zur 8. Sitzung; Präsentation) zeigen. Feedback: Was war gut, was nicht? Wenn Inhalte fehlten oder falsche Antworten gegeben wurden, erneut erklären und inhaltlich klarstellen.

Mögliche Lösungen des Wissenstests zur 8. Sitzung:

Warum ist es nützlich, sich selbstsicher zu verhalten?
- Weil man damit bei anderen besser ankommt, beliebter ist.
- Weil einen andere besser verstehen können, wenn man klar sagt, was man denkt, fühlt oder möchte.
- Weil man eher erreichen kann, was man erreichen möchte.
- Weil sich Konflikte dadurch leichter lösen lassen.

5.9.3 Anwendung der Inhalte aus *Just do it* diskutieren

- *Wie steht es mit eurem Ziel vom Ziele-Poster? Welche Fortschritte habt Ihr gemacht? Welchen Hürden seid ihr begegnet?*
- *Wart ihr in der Lage, selbstsicheres Verhalten zu zeigen? War es hilfreich? Wieso oder wieso nicht?*

➡ Die Trainerinnen bzw. Trainer sollten Beispiele in Bezug auf ihre eigenen Ziele und selbstsicheres Verhalten beitragen.

Rückbezug auf Kapitel 5.2.5.

5.9.4 Thema der heutigen Sitzung

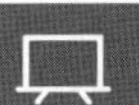

Tafel 9.1

Heutige Ziele:
- Ich habe selbstsicheres Verhalten in einem Szenenspiel trainiert.
- Ich verstehe, was wichtig ist, um Kontakt zu anderen Menschen aufzunehmen.

➡ Das an die Tafel Geschriebene vorlesen.

Heute wollen wir wieder selbstsicheres Verhalten in Szenenspielen üben, denn „Übung macht den Meister", wie wir wissen. Aber heute soll es auch darum gehen, wie wir es schaffen, Kontakt zu anderen Menschen aufzunehmen.

5.9.5 Szenenspiele der Jugendlichen aus der 8. Sitzung fortsetzen

➡ Poster 8.5 und Poster 8.6 zum Ablauf der Szenenspiele (vgl. Abschnitt 5.8.8) aufhängen.

Rückbezug auf Kapitel 5.8.8.

1. Szenenspiel

➡ Nach dem 1. Szenenspiel Fragen aus dem *ersten Feedback* entsprechend Poster 8.6 stellen. Dazu die *Kriterien für selbstsicheres Verhalten* auf Poster 8.5 durchgehen.

Die Szenenspielerin bzw. der Szenenspieler soll einen, maximal zwei Verbesserungsvorschläge machen und beim erneuten Spielen (2. Szenenspiel) versuchen, diese umzusetzen.

Tipp: Die ausgesuchten Merkmale selbstsicheren Verhaltens vor dem 2. Szenenspiel einmal bewusst vormachen lassen. Wenn es beispielsweise darum gehen soll, lauter und deutlicher zu sprechen, den ersten Satz sagen lassen. Falls die Szenenspielerin bzw. der Szenenspieler selbst keine Verbesserungsvorschläge nennen kann, Frage an die Gruppe stellen: „Was könnte die Szenenspielerin bzw. der Szenenspieler noch besser machen?"

Wenn nötig, kann wieder eine Trainerin bzw. ein Trainer mit den Jugendlichen vor die Tür gehen, um das Szenenspiel vorzubereiten, es zu strukturieren und Fragen zu beantworten.

2. Szenenspiel

➡ Nach dem 2. Szenenspiel Fragen aus dem *zweiten Feedback* entsprechend Poster 8.6 stellen. Dazu die *Kriterien für selbstsicheres Verhalten* auf Poster 8.5 durchgehen.

3. Szenenspiel

➡ Poster 8.7 (Ergänzung zu Poster 8.6) aufhängen.

Die Szenenspielerin bzw. der Szenenspieler tauscht ihre bzw. seine Rolle mit der Mitspielerin bzw. dem Mitspieler *(Rollenwechsel)*.

➡ Nach dem 3. Szenenspiel Fragen aus dem *dritten Feedback* entsprechend Poster 8.7 stellen.

5.9.6 Einführung in das Thema „Kontaktaufnahme"

Nun kommen wir zum Thema „Kontakt aufnehmen und aufrechterhalten".

Warum ist das Thema wichtig? Was denkt ihr?

➡ Antworten der Jugendlichen sammeln.

Ziel/Lösung: Der Mensch ist ein soziales Wesen (LISA – Leichtigkeit im *sozialen* Alltag). Wir haben sehr häufig und an vielen Orten mit Menschen zu tun.

Es ist wichtig, mit anderen Menschen Kontakt aufzunehmen. Aber manchmal fällt uns dies nicht leicht. Das gilt besonders dann, wenn jemand unser Interesse weckt. Gerade dann machen wir uns viele Gedanken, was diese Person von uns hält und trauen uns manchmal nicht, sie bzw. ihn anzusprechen. Deshalb wollen wir uns gemeinsam anschauen, welche Möglichkeiten es gibt, die uns dabei helfen können. Außerdem wollen wir trainieren, wie man auf Leute zugeht, mit denen man in Kontakt kommen möchte oder die man gerne kennenlernen würde.

5.9.7 Szenenspiel der Trainerinnen bzw. Trainer zum Kontaktaufnehmen

Die Trainerinnen bzw. Trainer spielen eine Situation vor, in welcher eine bzw. einer von ihnen Kontakt mit der jeweils anderen Person aufnehmen will. Der Ort, an dem die Szene spielen soll, kann sowohl von den Jugendlichen als auch von den Trainerinnen bzw. Trainern bestimmt werden. Beim Szenenspiel der Trainerinnen bzw. Trainer leiten die Jugendlichen die Person, die Kontakt herzustellen versucht, durch die Situation, d.h., sie oder er fragt die Jugendlichen, was sie ihr oder ihm empfehlen würden. Die Antworten werden gesammelt. Die Trainerin bzw. der Trainer sucht sich einen ernst gemeinten Tipp heraus bzw. versucht umzusetzen, auf was sich die Jugendlichen geeinigt haben. Die zweite Trainerin bzw. der zweite Trainer reagiert so, wie sie bzw. er auch in der Realität auf dieses Verhalten reagieren würde. War das Verhalten erfolgreich, werden die Jugendlichen nach dem nächsten Schritt gefragt. War das Verhalten nicht erfolgreich, sollen sie sich etwas Neues überlegen.

Ziel: Die Jugendlichen arbeiten die Punkte auf Arbeitsblatt 9.1 heraus.

➡ Arbeitsblatt 9.1 (Kontakt zu anderen aufnehmen, vgl. Abb. 27) austeilen und Folie 9.1 zeigen.

Entscheidend für die Kontaktaufnahme ist, dass man sich traut, den ersten Schritt zu tun. Denkt immer daran: Der anderen Person geht es vielleicht auch so, dass sie sich selbst nicht traut und lieber darauf wartet, angesprochen zu werden. Das Dumme dabei ist: Wenn keiner einen Schritt auf die andere Person zu wagt, kommt man nie in Kontakt.

5.9.8 Wissenstest zur 9. Sitzung

➡ Arbeitsblatt 9.2 (Wissenstest zur 9. Sitzung) austeilen.

Im Wissenstest sollen die Jugendlichen die Punkte auflisten, die wichtig sind, um mit anderen Menschen Kontakt aufzunehmen.

➡ Wissenstest einsammeln.

5.9.9 Alltagsbezug herstellen

In welchen Situationen könnte es hilfreich sein, zu wissen, wie wir Kontakt mit anderen aufnehmen können?

Wie kann es uns helfen, unsere Ziele zu erreichen, wenn wir wissen, wie wir Kontakt mit anderen aufnehmen und Freundschaften aufbauen können?

Für welche Ziele auf unserem Ziele-Poster ist es besonders wichtig zu wissen, wie wir Kontakt mit anderen aufnehmen können?

Wie kann das, was wir in der heutigen Stunde gemacht haben, im Alltag helfen?

➡ Antworten der Jugendlichen sammeln.

5.9.10 Feedback zur Einhaltung der Verhaltensregeln und zur Mitarbeit geben

Konkret angeben, an welche Verhaltensregeln und Vereinbarungen sich die Gruppe gut gehalten hat und welche von diesen in der nächsten Sitzung eventuell noch stärker beachtet werden sollten. Dabei auf die einzelnen Punkte des Verhaltensregel- und Vereinbarungsposters verweisen.

5.9.11 Ausblick auf die 10. Sitzung (*Making contact – II*) geben

In unserer letzten Sitzung werden wir uns noch einmal genauer anschauen, wie wir unser Interesse an anderen Menschen zeigen können. Danach wollen wir noch ein kleines LARS & LISA-Quiz machen.

Arbeitsblatt 9.1

Kontakt zu anderen aufnehmen

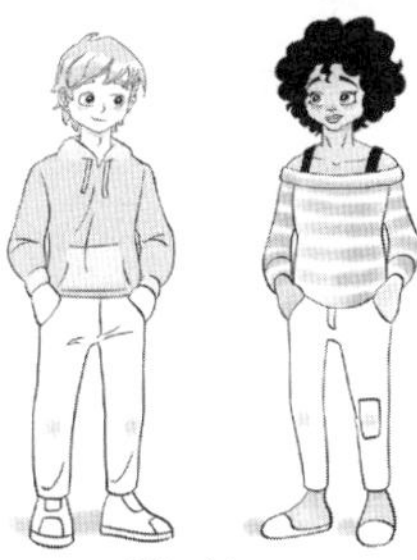
© Klaus Gehrmann

1. **Der erste Eindruck zählt!**
   Freundlich und nicht zu aufdringlich ansprechen, dabei lächeln, sich kurz vorstellen.

2. **Gemeinsamkeiten als „Aufhänger"**
   Gemeinsamkeiten verbinden. Denken andere ähnlich oder gefallen ihnen ähnliche Dinge wie uns selbst, finden wir das meist sympathisch. Solche Gemeinsamkeiten können deshalb das erste Ansprechen leichter machen.

3. **Interesse zeigen und Sympathie ausdrücken**
   Aufmerksam zuhören und nachfragen, wenn die oder der andere etwas erzählt. Komplimente machen.

4. **Etwas über sich erzählen**
   Der oder dem anderen etwas von sich selbst zu erzählen signalisiert, dass man bereit ist, zu vertrauen, und gerne möchte, dass die oder der andere einem auch vertraut und mehr von sich erzählt.

5. **Vom Oberflächlichen zum Tiefen**
   Gleich „mit der Tür ins Haus zu fallen" kann auf andere eher abschreckend wirken, deshalb ist es völlig okay, ein Gespräch eher oberflächlich zu beginnen und erst nach und nach zu persönlicheren und tiefgründigeren Themen zu kommen, Vorschläge für gemeinsamen Aktivitäten zu machen oder eine Einladung auszusprechen.

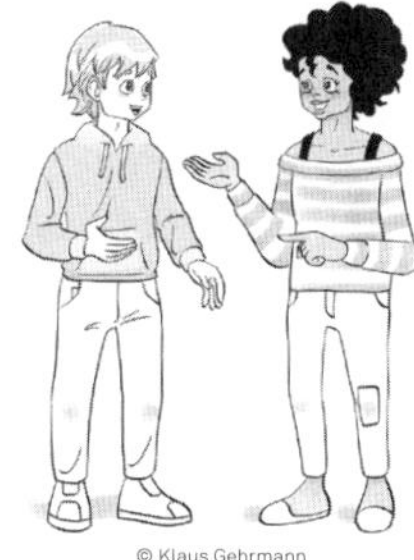
© Klaus Gehrmann

Abbildung 27:
Arbeitsblatt 9.1: Kontakt zu anderen aufnehmen

5.10 Zehnte Sitzung: Making contact – II

Materialliste	
• Verhaltensregel- und Vereinbarungsposter • Ziele-Poster • gelbe und rote Karte • Folie 9.2 (Wissenstest zur 9. Sitzung; Präsentation, vgl. Online-Materialien) • Folie 10.1 • Arbeitsblatt 10.1: Wie zeige ich jemandem, dass ich ihn interessant und sympathisch finde? (vgl. Online-Materialien); ggf. als Folienabzug für den Overhead-Projektor • Arbeitsblatt 10.2: Abschluss-Feedback (vgl. Online-Materialien) • Poster 8.5 (Merkmale selbstsicheren Verhaltens), 8.6 und 8.7 (Ablauf der Szenenspiele) • ggf. Folienstifte • Urkunden *Beachte:* Die Trainerinnen bzw. Trainer sollte sich mindestens eine Situation überlegen, in der sie Schwierigkeiten haben, mit jemandem Kontakt aufzunehmen. Diese Beispiele geben den Ton an. Bedeutsame und authentische, persönliche Situationen sind ein Beispiel für die Jugendlichen, vergleichbar relevante Situationen mit der Gruppe zu teilen.	
Ziele der Sitzung	
• Merkmale erarbeiten, mit deren Hilfe man Interesse an anderen Menschen zeigen und Sympathie ausdrücken kann • das eigene Handeln als Erfolgskriterium für das Kontaktaufnehmen etablieren	
Inhalte und Ablauf	**Zeitrahmen**
• Sitzkreis bilden • Wissenstest aus der 9. Sitzung besprechen • Thema der heutigen Sitzung: Kontakt aufnehmen und Verabschiedung	ca. 15 Minuten
• Jugendlichen-Szenenspiele zum Kontakt aufnehmen • Interesse zeigen und Sympathie ausdrücken: – Folie 10.1 und Arbeitsblatt 10.1 • das eigene Handeln als Erfolgskriterium betonen • LARS & LISA-Quiz	ca. 55 Minuten
• Feedback zur Einhaltung der Verhaltensregeln und zur Mitarbeit geben • Abschluss, Feedback der Jugendlichen zu LARS & LISA und Verabschiedung: – Arbeitsblatt 10.2 • Urkunden austeilen	ca. 20 Minuten

5.10.1 Sitzkreis bilden

Alle Jugendlichen und die Trainerinnen bzw. Trainer setzen sich in einen Sitzkreis, der zur Tafel hin offen ist. Tafel, Beamer (ggf. Overhead-Projektor) sowie das Verhaltensregel- und Vereinbarungsposter sollten für die Trainerinnen bzw. Trainer gut erreichbar sein.

5.10.2 Wissenstest aus der 9. Sitzung besprechen

➡ Folie 9.2 (Wissenstest zur 9. Sitzung; Präsentation) zeigen. Feedback: Was war gut, was nicht? Wenn Inhalte fehlten oder falsche Antworten gegeben wurden, erneut erklären und inhaltlich klarstellen.

Mögliche Lösungen des Wissenstests zur 9. Sitzung:

Welche Punkte sind wichtig, um mit anderen Menschen Kontakt aufzunehmen?

- einen guten ersten Eindruck machen (freundliche Stimme, lächeln),
- nach Gemeinsamkeiten suchen,
- aufmerksam zuhören, die andere oder den anderen ausreden lassen,
- Fragen stellen; interessiert nachfragen, wenn die oder der andere etwas erzählt,
- auch etwas von sich selbst erzählen,
- nicht gleich mit der Tür ins Haus fallen, sondern nach und nach persönlicher werden oder der bzw. dem anderen entsprechende Fragen stellen.

5.10.3 Thema der heutigen Sitzung

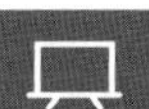

Tafel 10.1

Heutige Ziele:

- Ich habe gelernt, wie ich Interesse an anderen Menschen zeige und Sympathie ausdrücken kann.
- Ich verstehe, dass es ein Erfolg ist, wenn ich getan habe, was ich wollte, unabhängig davon, ob die andere Person mein Interesse erwidert oder nicht.

➡ Das an die Tafel Geschriebene vorlesen.

Nachdem wir uns in der letzten Stunde bereits angesehen haben, auf was es ankommt, wenn man Kontakt zu anderen Menschen aufnehmen möchte, wollen wir uns heute mit einem Punkt noch genauer beschäftigen: nämlich wie wir anderen zeigen können, dass wir Interesse an ihnen haben und sie sympathisch finden. Das werden wir in Szenenspielen üben. Danach wollen wir noch ein LARS & LISA-Quiz mit euch machen.

5.10.4 Jugendlichen-Szenenspiele zum Kontaktaufnehmen

Die Jugendlichen sollen *Zweiergruppen* bilden und je ein Szenenspiel entwerfen, in dem eine Person versucht, Kontakt aufzunehmen und die andere Person darauf so reagiert, wie sie das auch in der Realität tun würde.

Ihr habt nun Zeit (Tipp: ca. 10 Minuten), um euch ein kurzes Szenenspiel zum Thema „Kontakt aufnehmen" auszudenken. Wie immer bestimmt die Szenenspielerin bzw. der Szenenspieler, wo die Szene spielt, wen sie oder er ansprechen möchte und wie sie bzw. er dabei vorgeht. Aufgabe der Mitspielerin oder des Mitspielers ist es, auf die Kontaktaufnahmeversuche genauso zu reagieren, wie sie oder er auch im Alltag darauf reagieren würde. Um euch ein Beispiel zu geben: Eine Situation, in der ich Probleme habe, Kontakt aufzunehmen, ist: *(kurz ein persönliches eigenes Beispiel beschreiben).* Und *(Name der zweiten Trainerin bzw. des zweiten Trainers)* hat manchmal Probleme, wenn *(kurz ein persönliches Beispiel der zweiten Trainerin bzw. des zweiten Trainers beschreiben).*

➡ Poster 8.5 (Merkmale selbstsicheren Verhaltens) aufhängen (vgl. Abschnitt 5.8.7).

➡ Poster 8.6 und 8.7 zum Ablauf der Szenenspiele (vgl. Abschnitte 5.8.8 und 5.8.10) aufhängen.

➡ Während des ersten Szenenspiels die Inhalte von Tafel 10.2 anschreiben.

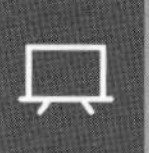

Tafel 10.2: Zusätzliche Fragen zur Besprechung der Szenenspiele

Frage an die Szenenspielerin bzw. den Szenenspieler: „Wie hast du gezeigt, dass du Interesse am Gegenüber hast?"

Frage an die Mitspielerin bzw. den Mitspieler: „Woran hast du gemerkt, dass die Szenenspielerin bzw. der Szenenspieler Interesse an dir hat?"

Fragen an die Gruppe:

- „Woran habt ihr gemerkt, dass die Szenenspielerin bzw. der Szenenspieler Interesse an seinem Gegenüber hat?"
- „Gibt es etwas, das die Szenenspielerin bzw. der Szenenspieler beim nächsten Mal noch besser machen könnte?"

➡ Nach den einzelnen Szenenspielen jeweils die Antworten der Jugendlichen zusammenfassen. Hierzu kann Arbeitsblatt 10.1 als Folienabzug genutzt werden (Overhead-Projektor); alternativ können die Antworten auch anders schriftlich festgehalten werden (z. B. auf einem Poster). Arbeitsblatt 10.1 und Folie 10.1 werden noch nicht gezeigt. Eventuell nochmals nachfragen: „Woran genau habt ihr gemerkt/wodurch genau wurde klar, dass jemand Interesse an einem anderen Menschen hat und wie wurde Sympathie ausgedrückt?"

5.10.5 Interesse zeigen und Sympathie ausdrücken

➡ Arbeitsblatt 10.1 (Wie zeige ich jemandem, dass ich ihn interessant und sympathisch finde?, vgl. Abb. 28) austeilen und Folie 10.1 zeigen.

Mögliche Antworten zu Arbeitsblatt 10.1:

- die andere Person anlächeln,
- flirten (Blickkontakt suchen und halten),
- eine Einladung aussprechen (z. B. Getränk, Kino, Party),
- sich für die andere Person Zeit nehmen,
- offen sein für ein Gespräch (+ Körperhaltung),
- aktiv zuhören (nicken, Fragen stellen),
- die andere oder den anderen loben, Komplimente machen.

Rückbezug auf Kapitel 5.7.8.

Rückbezug auf Kapitel 5.9.7.

Tipp: Es bestehen inhaltliche Verbindungen sowohl zu den Merkmalen selbstsicheren Verhaltens als auch zu den Merkmalen der Kontaktaufnahme, die hier aufgezeigt werden können.

5.10.6 Das eigene Handeln als Erfolgskriterium betonen

Es ist wichtig, hervorzuheben, dass das eigene Handeln das Erfolgskriterium ist und nicht, ob der Kontakt gelingt. Einen Versuch ist es immer wert, auch wenn es keine Erfolgsgarantie gibt.

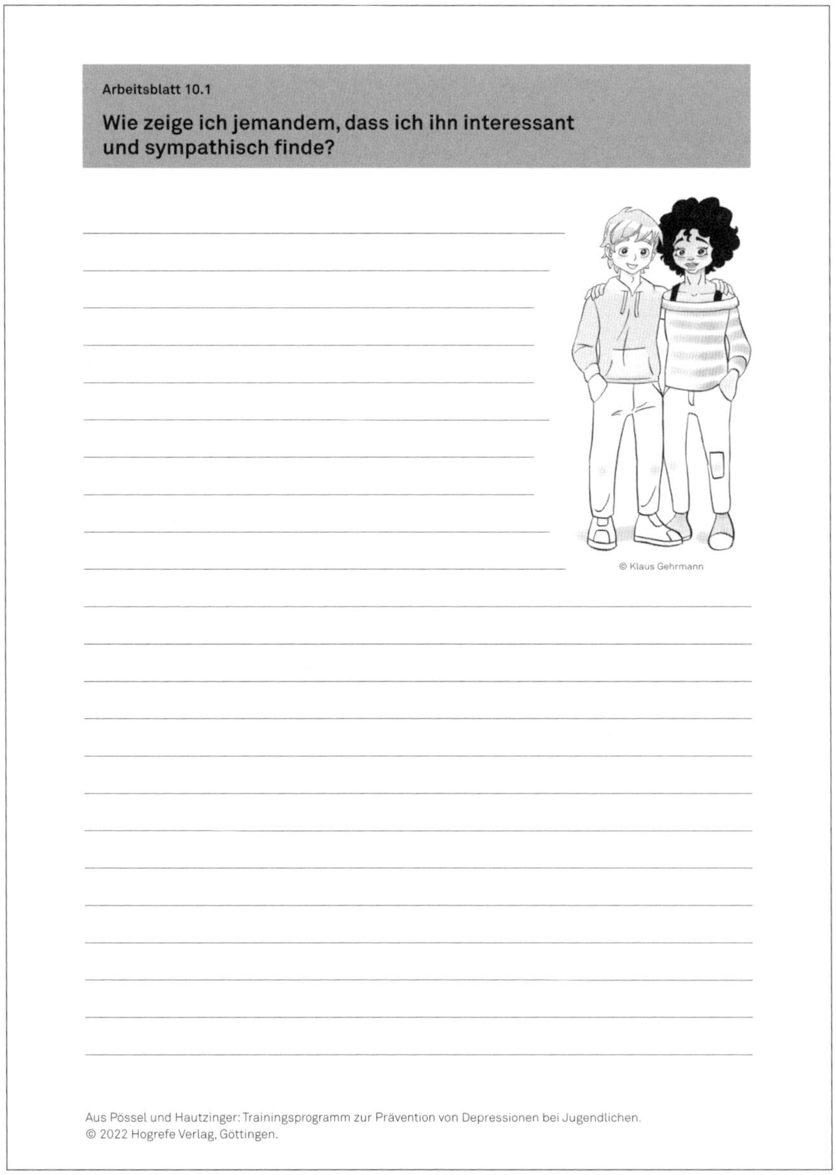

Arbeitsblatt 10.1

Wie zeige ich jemandem, dass ich ihn interessant und sympathisch finde?

© Klaus Gehrmann

Aus Pössel und Hautzinger: Trainingsprogramm zur Prävention von Depressionen bei Jugendlichen.

Abbildung 28: Arbeitsblatt 10.1: Wie zeige ich jemandem, dass ich ihn interessant und sympathisch finde?

Der Erfolg eures Verhaltens ist stark von der momentanen Stimmung des Gegenübers und äußeren Umständen abhängig. Auch gehören solche Situationen zum Typ „Wünsche äußern", d.h., Kontakt zu jemandem aufnehmen kann ein berechtigter Wunsch sein, dennoch hat *niemand einen Anspruch* darauf! Hat die oder der andere z.B. etwas Wichtiges zu erledigen oder ist bereits in ein Gespräch vertieft, wird der Versuch, mit dieser Person Kontakt aufzunehmen, eventuell scheitern. *Deshalb* ist es eine gute Strategie, den *Erfolg des Handelns nicht an den Reaktionen der anderen Person festzumachen, sondern daran, dass ihr es versucht habt.*

Sollte euer Gegenüber kein Interesse an einem Gespräch mit euch zeigen, denkt daran, dass es nichts mit euch als Person zu tun haben muss! *Es ist immer eine Überwindung, neue Leute anzusprechen, deshalb könnt ihr unabhängig vom Ergebnis stolz auf euch sein und euch selbst dafür loben, dass ihr es probiert habt.*

5.10.7 LARS & LISA-Quiz

Je nach zur Verfügung stehender Zeit können die Jugendlichen für das folgende Spiel Gruppen bilden, die sich beraten können, oder individuell die Fragen beantworten. Die folgenden Fragen sind als Richtlinien gedacht. Je nach Antwort können und sollen weitergehende Fragen folgen. Möglichst sollte jede Antwort belohnt werden, die in die richtige Richtung geht, um Frustrationen bei den Jugendlichen zu vermeiden.

Fragen für das LARS & LISA-Quiz **1/2**

1. *Aus welchen Teilen besteht die Magische Spirale?*
   Gedanken (Aufbauer, Runterzieher), Gefühle und Verhalten
2. *Was ist ein Gedanke?*
   Alles, was uns als Bilder oder Sätze durch den Kopf geht.
3. *Was ist Verhalten?*
   Alles, was für andere nach außen erkennbar wird und absichtsvoll getan wird.
4. *Woran erkennt man Gefühle bei sich selbst und bei anderen?*
   Bei sich selbst z.B. an wackeligen Knien oder einem heißen Kopf, bei anderen an Gestik, Mimik und teilweise auch am Verhalten.
5. *Was ist ein Runterzieher?*
   Ein unrealistischer und/oder handlungsblockierender Gedanke, der eine Abwärtsspirale in Gang setzen kann und handlungsblockierend wirkt.
6. *Was ist ein Aufbauer?*
   Ein realistischer und hilfreicher Gedanke, der einem hilft und eine Aufwärtsspirale in Gang setzen kann. Ein Aufbauer macht Mut und kann uns motivieren.
7. *Nennt mindestens zwei Merkmale von Runterziehern!*
   handlungsblockierend, selbstabwertend, lassen keine Ausnahmen zu/extrem
8. *Was ist ein Realitätscheck?*
   Das kritische Überprüfen und Hinterfragen aufgespürter eigener Runterzieher.
9. *Wie funktioniert ein Realitätscheck?*
   Man fragt sich, ob ein bestimmter Gedanke tatsächlich realistisch ist. Dabei kann es hilfreich sein, zu sehen, ob es Beispiele oder Ausnahmen gibt, die gegen den Runterzieher sprechen. Oft helfen einem auch die besonderen Merkmale („alle", „muss", „soll", „schrecklich" usw.) von Runterziehern.
10. *Wie bekämpfe ich einen Runterzieher?*
    Ich erkenne ihn, überprüfe ihn kritisch, indem ich einen Realitätscheck durchführe, und versuche danach, einen Aufbauer zu entwickeln und diesen solange zu wiederholen, bis er automatisiert ist und an die Stelle des Runterziehers tritt.

Fragen für das LARS & LISA-Quiz **2/2**

11. *Nennt mindestens drei Merkmale von Aufbauern!*
handlungsmotivierend, aufbauend, Mut machend

12. *Warum ist es wichtig, Aufbauer zu trainieren?*
Weil sie nur so automatisiert werden können und dauerhaft etwas gegen die Runterzieher ausrichten können bzw. an deren Stelle treten.

13. *Nennt drei Situationen, in denen Aufbauer trainiert werden können!*
beim Zähneputzen, beim Joggen, nach jeder Mahlzeit, in der großen Pause

14. *Welche drei Situationstypen hatten wir besprochen?*
berechtigte Forderungen durchsetzen, eigene Wünsche und Bedürfnisse äußern, Kontakt aufnehmen und aufrechterhalten

15. *Was unterscheidet diese drei Situationstypen?*
Wenn es sich um berechtigte Forderungen handelt, so hat man ein Recht auf Erfüllung; bei den eigenen Wünschen und Bedürfnissen gibt es lediglich ein Recht, diese zu äußern, aber kein Recht auf Erfüllung; beim Kontaktaufnehmen gibt es ebenfalls kein Recht auf Erfüllung.

16. *Nennt mindestens drei Merkmale von selbstsicherem Verhalten!*
Blickkontakt halten, klare und direkte Aussagen, „Ich"-Sätze, eigene Gefühle, Wünsche und Bedürfnisse ausdrücken

17. *Nennt mindestens eine Situation des Situationstyps „Wünsche angemessen äußern"!*
mit Freundinnen oder Freunden auf eine Party gehen, ein Konzert besuchen, in den Urlaub fahren etc.

18. *Nennt mindestens eine Situation des Situationstyps „Kontakt knüpfen"!*
in eine neue Schulklasse, einen Verein, eine Gruppe o.Ä. kommen

19. *Nennt mindestens eine Situation des Situationstyps „berechtigte Forderungen durchsetzen"!*
etwas umtauschen (weil es beschädigt ist), nicht genug Wechselgeld bekommen, sich das Zustandekommen einer Note erklären lassen

20. *Nennt mindestens drei Merkmale von selbstunsicherem Verhalten!*
leise/zaghaft/zögernd sprechen, ausweichender Blickkontakt (zu Boden schauen), gesenkter Kopf, unklare und vage Formulierungen

21. *Nennt mindestens drei Merkmale von aggressivem Verhalten!*
unangenehme körperliche Nähe, starrender/herausfordernder Blick, anklagende „Du"-Sätze, Beleidigungen/Beschimpfungen

22. *Was ist wichtig, um erfolgreich Kontakt zu anderen aufzunehmen (mindestens zwei Merkmale)?*
Blickkontakt halten, etwas von sich erzählen, aufmerksam und interessiert zuhören und nachfragen, offene Körperhaltung

23. *Warum ist es klüger, beim Kontaktaufnehmen das eigene Handeln als Erfolgskriterium zu nutzen, und nicht etwa, ob der Kontakt wirklich zustande kommt?*
Weil der Versuch und nicht der Erfolg zählt. Selbstsicheres Verhalten bedeutet: Ich bin in der Lage auszudrücken, was ich möchte – aber beim Situationstyp „Kontakt" gibt es kein Recht auf Erfüllung. Hier hat sozusagen immer auch die oder der andere das Recht, keinen Kontakt zu wollen, und dieses Recht muss respektiert werden, auch wenn es einem sehr schwerfallen kann, z.B. wenn man verliebt ist.

5.10.8 Feedback zur Einhaltung der Verhaltensregeln und zur Mitarbeit geben

Konkret angeben, an welche Verhaltensregeln und Vereinbarungen sich die Gruppe gut gehalten hat. Dabei auf die einzelnen Punkte des Verhaltensregel- und Vereinbarungsposters verweisen. Besprechen, wie gut die Regeln insgesamt eingehalten wurden und wie sich das auf das Training ausgewirkt hat.

5.10.9 Abschluss, Feedback der Jugendlichen zu LARS & LISA und Verabschiedung

➡ Feedback-Bögen austeilen.

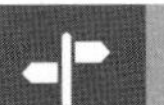

Alternative

Die verbleibende Zeit der letzten Stunde wollen wir gerne mit euch diskutieren, ob und was ihr aus diesem Kurs gelernt habt, was euch Spaß gemacht hat und was vielleicht weniger, ob und was sich durch den Kurs hier für euch verändert hat und was ihr in eurem Alltag anwenden könnt.

5.10.10 Urkunden austeilen

Die Jugendlichen erhalten eine individuelle Urkunde über ihre Teilnahme an LARS & LISA. So eine Urkunde könnte beispielsweise wie in Abbildung 29 dargestellt aussehen.

URKUNDE
hat von ____ bis ____
erfolgreich am Projekt
LARS (Lust An Realistischer Sicht) &
LISA (Leichtigkeit im Sozialen Alltag)
teilgenommen.
Unterschrift der Trainerinnen/Trainer

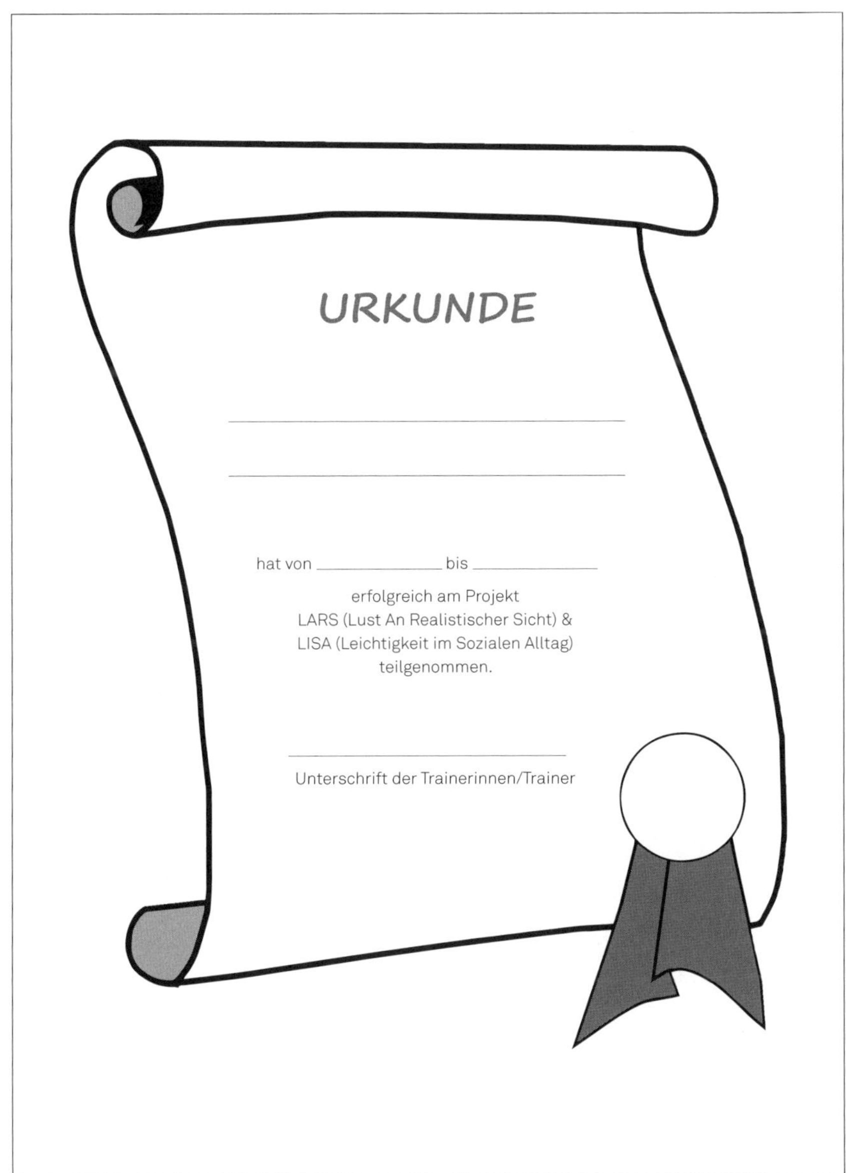

Abbildung 29: Urkunde über die Teilnahme an LARS & LISA

Literatur

Abramson, L.Y., Seligman, M.E.P. & Teasedale, J.D. (1978). Learned helplessness in humans: critique and reformulation. *Journal of Abnormal Psychology, 87,* 49–74. https://doi.org/10.1037/0021-843X.87.1.49

American Psychiatric Association. (2013). *Diagnostic and Statistical Manual of Mental Disorders* (5th ed.). Arlington, VA: American Psychiatric Publishing. https://doi.org/10.1176/appi.books.9780890425596

Andrews, G., Issakidis, C., Sanderson, K., Corry, J. & Lapsley, H. (2004). Utilising survey data to inform public policy: comparison of the cost-effectiveness of treatment of ten mental disorders. *British Journal of Psychiatry, 184,* 526–533. https://doi.org/10.1192/bjp.184.6.526

Baskin, T.W., Tierney, S.C., Minami, T. & Wampold, B.E. (2003). Establishing specificity in psychotherapy: A meta-analysis of structural equivalence of placebo controls. *Journal of Consulting and Clinical Psychology, 71,* 973–979.

Beck, A.T. (1967). *Depression: Clinical, experimental, and theoretical aspects.* New York: Harper & Row.

Beck, A.T. (1976). *Cognitive Therapy and the emotional disorders.* New York: International University Press.

Bertha, E.A. & Balázs, J. (2013). Subthreshold depression in adolescence: A systematic review. *European Child & Adolescent Psychiatry, 22,* 589–603. https://doi.org/10.1007/s00787-013-0411-0

Cicchetti, D. & Toth, S.L. (1998). The development of depression in children and adolescents. *American Psychologist, 53,* 221–241. https://doi.org/10.1037/0003-066X.53.2.221

Crick, N.R. & Ladd, G. (1991). Children's perceptions of the consequences of aggressive behavior: do the ends justify being mean? *Developmental Psychology, 26,* 612–620. https://doi.org/10.1037/0012-1649.26.4.612

Dodge, K.A. (1986). A social information processing model of social competence in children. In M. Perlmutter (Ed.), *Eighteenth Annual Minnesota Symposium on Child Psychology* (pp. 77–125). Hillsdale, NJ: Erlbaum.

Dodge, K.A. (1993). Social-cognitive mechanisms in the development of conduct disorder and depression. *Annual Review of Psychology, 44,* 559–584. https://doi.org/10.1146/annurev.ps.44.020193.003015

Dodge, K.A. & Somberg, D. (1987). Hostile attributional biases among aggressive boys are exacerbated under conditions of threats to the self. *Child Development, 58,* 213–224. https://doi.org/10.2307/1130303

Essau, C.A. (2007). *Depression bei Kindern und Jugendlichen* (2. Aufl.). München: Reinhardt.

Fend, H. (2001). *Entwicklungspsychologie des Jugendalters. Ein Lehrbuch für pädagogische und psychologische Berufe* (2. Aufl.). Opladen: Leske + Budrich. https://doi.org/10.1007/978-3-663-06721-4

Fiedler, P. (2005). *Verhaltenstherapie in Gruppen* (2., vollständig überarb. Aufl.). Weinheim: Beltz PVU.

Frye, A.A. & Goodman, S.H. (2000). Which social problem-solving components buffer depression in adolescent girls? *Cognitive Therapy and Research, 24,* 637–650. https://doi.org/10.1023/A:1005583210589

Garber, J., Quiggle, N.L., Panak, W. & Dodge, K.A. (1991). Aggression and depression in children: comorbidity, specificity, and cognitive processing. In D. Cicchetti & S. Toth (Eds.), *Rochester Symposium on Developmental Psychopathology: Internalizing and Externalizing Expressions of Dysfunction* (*Vol. 2.*, pp. 225–264). Hillsdale, NJ: Erlbaum.

Greenberg, M.T., Domitrovich, C. & Bumbarger, B. (2001). The prevention of mental disorders in school-aged children: current state of the field. *Prevention & Treatment, 4,* Article 1. https://doi.org/10.1037/1522-3736.4.1.41a

Groen, G. & Petermann, F. (2011). *Depressive Kinder und Jugendliche.* Göttingen: Hogrefe.

Groen, G., Al-Wiswasi, S., Petermann, F. & Pössel, P. (2003). Universelle, schulbasierte Prävention der Depression im Jugendalter: Ergebnisse einer Follow-up-Erhebung nach elf Monaten. *Kindheit und Entwicklung, 12,* 164–174. https://doi.org/10.1026//0942-5403.12.3.164

Harnett, P. & Dadds, M. (2004). Training school personnel to implement a universal school-based prevention of depression program under real-world conditions. *Journal of School Psychology, 42,* 343–357. https://doi.org/10.1016/j.jsp.2004.06.004

Hasin, D.S., Sarvet, A.L., Meyers, J.L., Saha, T.D., Ruan, W.J., Stohl, M. & Grant, B.F. (2018). Epidemiology of Adult DSM-5

Major Depressive Disorder and Its Specifiers in the United States. *JAMA Psychiatry, 75*(4), 336–346. https://doi.org/10.1001/jamapsychiatry.2017.4602

Kanfer, F.H., Reinecker, H. & Schmelzer, D. (1996). *Selbstmanagement-Therapie* (2., überarb. Aufl.). Berlin: Springer. https://doi.org/10.1007/978-3-662-09848-6

Kanfer, F.H., Reinecker, H. & Schmelzer, D. (2012). *Selbstmanagement-Therapie* (5., überarb. Aufl.). Berlin: Springer. https://doi.org/10.1007/978-3-642-19366-8

Kessler, R.C., Petukhova, M., Sampson, N.A., Zaslavsky, A.M. & Wittchen, H.-U. (2012). Twelve-month and lifetime prevalence and lifetime morbid risk of anxiety and mood disorders in the United States. *International Journal of Methods in Psychiatric Research, 21,* 169–184. https://doi.org/10.1002/mpr.1359

Lawrence, D., Hafekost, J., Johnson, S.E., Saw, S., Buckingham, W.J., Sawyer, M.G. et al. (2016). Key findings from the second Australian child and adolescent survey of mental health and wellbeing. *Australian & New Zealand Journal of Psychiatry, 50,* 876–886. https://doi.org/10.1177/0004867415617836

Locke, E.A. & Latham, G.P. (1990). *A theory of goal setting and task performance.* Englewood Cliffs, NJ: Prentice-Hall.

Merry, S., McDowell, H., Wild, C.J., Bir, J. & Cunliffe, R. (2004). A randomized placebo-controlled trial of a school-based depression prevention program. *Journal of the American Academy of Child and Adolescent Psychiatry, 43,* 538–547. https://doi.org/10.1097/00004583-200405000-00007

Mullins, L.L., Siegal, L.J. & Hodges, K. (1985). Cognitive problem-solving and life event correlates of depressive symptoms in children. *Journal of Abnormal Child Psychology, 13,* 305–314. https://doi.org/10.1007/BF00910650

Nanayakkara, S., Misch, D., Chang, L. & Henry, D. (2013). Depression and exposure to suicide predict suicide attempt. *Depression and Anxiety, 30,* 991–996. https://doi.org/10.1002/da.22143

Pössel, P. (2019). Depression/Suizidalität. In S. Schneider & J. Margraf (Hrsg.), *Lehrbuch der Verhaltenstherapie, Band 3: Störungen des Kindes- und Jugendalters* (2., überarbeitete Aufl., S. 675–696). Heidelberg: Springer.

Pössel, P., Adelson, J.L. & Hautzinger, M. (2011). A randomized trial to evaluate the course of effects of a program to prevent adolescent depressive symptoms over 12 months. *Behaviour Research and Therapy, 49,* 838–851. https://doi.org/10.1016/j.brat.2011.09.010

Pössel, P., Horn, A.B. & Hautzinger, M. (2006). Vergleich zweier schulbasierter Präventionsprogramme von depressiven Symptomen bei Jugendlichen. *Zeitschrift für Klinische Psychologie und Psychotherapie, 35*(2), 109–116. https://doi.org/10.1026/1616-3443.35.2.109

Pössel, P., Horn, A.B., Groen, G. & Hautzinger, M. (2004). School-based Universal Primary Prevention of Depressive Symptoms in Adolescents: Results of a 6-Month Follow-up. *Journal of the American Academy of Child and Adolescent Psychiatry, 43,* 1003–1010. https://doi.org/10.1097/01.chi.0000126975.56955.98

Pössel, P., Martin, N.C., Garber, J. & Hautzinger, M. (2013). A randomized controlled trial of a cognitive-behavioral program for the prevention of depression in adolescents compared to nonspecific and no-intervention control conditions. *Journal of Counseling Psychology, 60,* 432–438. https://doi.org/10.1037/a0032308

Pössel, P., Seemann, S., Ahrens, S. & Hautzinger, M. (2006). Testing the causal mediation component of Dodge's social information processing model of social competence and depression. *Journal of Youth and Adolescence, 35,* 849–859. https://doi.org/10.1007/s10964-006-9089-7

Pössel, P., Seemann, S. & Hautzinger, M. (2008). Impact of comorbidity in prevention of adolescent depressive symptoms. *Journal of Counseling Psychology, 55,* 106–117. https://doi.org/10.1037/0022-0167.55.1.106

Pössel, P., Smith, E. & Alexander, O. (2018). LARS&LISA: A universal school-based cognitive-behavioral program to prevent adolescent depression. *Psicologia: Reflexão e Crítica/Psychology: Research and Review, 31*(1), 23. https://doi.org/10.1186/s41155-018-0104-1

Quiggle, N.L., Garber, J., Panak, W.F. & Dodge, K.A. (1992). Social information processing in aggressive and depressed children. *Child Development, 63,* 1305–1320. https://doi.org/10.2307/1131557

Ranney, M.L., Walton, M., Whiteside, L., Epstein-Ngo, Q., Patton, R., Chermack, S. et al. (2013). Correlates of depressive symptoms among at-risk youth presenting to the emergency department. *General Hospital Psychiatry, 35,* 537–544. https://doi.org/10.1016/j.genhosppsych.2013.05.007

Rumelhart, D.E. & McClelland, J.L. (1986). *Parallel Distributed Processing: Exploration in the Microstructure of Cognition. Vol. 1: Foundations.* Cambridge, MA: MIT Press/Bradford Books. https://doi.org/10.7551/mitpress/5236.001.0001

Sanders, M.R., Markie-Dadds, C. & Turner, K.M.T. (2000). *Positive Erziehung.* Münster: Verlag für Psychotherapie.

Snyder, S.M. & Smith, R.E. (2015). Do physical abuse, depression, and parental substance use influence patterns of substance use among child welfare involved youth? Substance use misuse. *Substance Use & Misuse, 50*(2), 226–235. https://doi.org/10.3109/10826084.2014.966845

Statistisches Bundesamt (2020). *Krankheitskosten: Deutschland, Jahre, Krankheitsdiagnosen (ICD-10), Geschlecht, Altersgruppen.* Verfügbar unter: https://www-genesis.destatis.de/genesis/online?sequenz=tabelleErgebnis&selectionname=23631-0003&sachmerkmal=ICD10Y&sachschluessel=ICD10-F32-F34&transponieren=true#abreadcrumb

van Zoonen, K., Buntrock, C., Ebert, D.D., Smit, F., Reynolds III, C.F., Beekman, A.T. & Cuijpers, P. (2014). Preventing the onset of major depressive disorder: a meta-analytic review of psychological interventions. *International Journal of Epidemiology, 43,* 318–329. https://doi.org/10.1093/ije/dyt175

Wahl, M.S., Adelson, J.L., Patak, M.A., Pössel, P. & Hautzinger, M. (2014). Teachers or psychologists: Who should facilitate depression prevention programs in schools? *International Journal of Environmental Research and Public Health, 11,* 5294–5316. https://doi.org/10.3390/ijerph110505294

World Health Organization/Dilling, H., Mombour, W., Schmidt, M. & Schulte-Markwort, E. (Hrsg.). (2016). *Internationale Klassifikation psychischer Störungen. ICD-10 Kapitel V (F) Diagnostische Kriterien für Forschung und Praxis* (6., überarb. Aufl.). Bern. Hogrefe.

World Health Organization (WHO). (2017). *Depression and other common mental disorders: global health estimates.* Retrieved from apps.who.int/iris/bitstream/handle/10665/254610/WHO-MSD-MER-2017.2-eng.pdf?sequence=1

Zhou, X., Hetrick, S.E., Cuijpers, P., Qin, B., Barth, J., Whittington, C.J. et al. (2015). Comparative efficacy and acceptability of psychotherapies for depression in children and adolescents: A systematic review and network meta-analysis. *World Psychiatry, 14,* 207–222. https://doi.org/10.1002/wps.20217

Anhang

Hinweise zu den Online-Materialien

Sie können die Arbeitsmaterialien zum Trainingsprogramm LARS & LISA über unsere Internetseite abrufen und ausdrucken. Nutzen Sie dazu bitte den Link hgf.io/download und melden Sie sich nach den dort beschriebenen Schritten an. Wenn Sie nach der Registrierung den Code **B-ZNUDKI** unter „Mein Konto → Zusatzmaterialien" im Eingabefeld einfügen, werden Sie automatisch in den Downloadbereich weitergeleitet und können die Online-Materialien zum Buch ausdrucken. Um die Materialien dauerhaft im direkten Zugriff zu haben, empfehlen wir Ihnen, sich die gesamten Materialien herunterzuladen und auf dem eigenen Rechner zu speichern.

Materialien für Jugendliche

- Arbeitsblätter:
  - Arbeitsblatt 1.1: Die Themen von LARS & LISA
  - Arbeitsblatt 2.1: Wie formuliere ich ein Ziel?
  - Arbeitsblatt 2.2: Auf dem Weg zum Ziel
  - Arbeitsblatt 2.3: Auf dem Weg zum Ziel – Beispiel Berufsziel
  - Arbeitsblatt 2.4: Wissenstest zur 2. Sitzung
  - Arbeitsblatt 3.1: Gedanken, Gefühle und Verhalten beeinflussen sich gegenseitig (Magische Spirale)
  - Arbeitsblatt 3.2: Gedanke oder Gefühl?
  - Arbeitsblatt 3.3: Wissenstest zur 3. Sitzung
  - Arbeitsblatt 4.1: Gedanken, Gefühle und Verhalten beeinflussen sich gegenseitig (Magische Spirale) (identisch mit Arbeitsblatt 3.1)
  - Arbeitsblatt 4.2: Nur ein Spiel
  - Arbeitsblatt 4.3: Verschiedene Merkmale von Runterziehern
  - Arbeitsblatt 4.4: Wissenstest zur 4. Sitzung
  - Arbeitsblatt 5.1: Auf die Perspektive kommt es an!
  - Arbeitsblatt 5.2: Realitätscheck – Was ist das? Wie geht das?
  - Arbeitsblatt 5.3: Realitätscheck – Beispiel
  - Arbeitsblatt 5.4: Wie formuliere ich einen Aufbauer?
  - Arbeitsblatt 5.5: Wissenstest zur 5. Sitzung
  - Arbeitsblatt 6.1: Runterzieher-Aufbauer-Comic
  - Arbeitsblatt 6.2: In welchen für mich positiven Situationen kann ich meine Aufbauer trainieren? (Beispielsituationen)
  - Arbeitsblatt 6.3: Wissenstest zur 6. Sitzung
  - Arbeitsblatt 7.1: Soziale Situationen, in denen sich viele Menschen unsicher fühlen
  - Arbeitsblatt 7.2: Merkmale von unsicherem Verhalten
  - Arbeitsblatt 7.3: Merkmale von aggressivem Verhalten
  - Arbeitsblatt 7.4: Merkmale von passiv-aggressivem Verhalten
  - Arbeitsblatt 7.5: Merkmale von selbstsicherem Verhalten
  - Arbeitsblatt 7.6: Wissenstest zur 7. Sitzung
  - Arbeitsblatt 8.1: Wie prüfe ich meine Verhaltensoptionen?
  - Arbeitsblatt 8.2: Szenenspiele zu den verschiedenen Situationstypen
  - Arbeitsblatt 8.3: Wissenstest zur 8. Sitzung
  - Arbeitsblatt 9.1: Kontakt zu anderen aufnehmen
  - Arbeitsblatt 9.2: Wissenstest zur 9. Sitzung
  - Arbeitsblatt 10.1: Wie zeige ich jemandem, dass ich ihn interessant und sympathisch finde?
  - Arbeitsblatt 10.2: Abschluss-Feedback zu LARS & LISA
  - Urkunde
- LARS & LISA-Aufkleber

Materialien für Jugendliche
• Regieanweisungen (für die 7. Sitzung): – Unsicheres Verhalten – Aggressives Verhalten – Passiv-aggressives Verhalten – Selbstsicheres Verhalten • Was ist ein Ziel? (optional in der 2. Sitzung einsetzbar)
Materialien für Trainerinnen und Trainer
• Lösungen zu den Arbeitsblättern und Wissenstests: – Die Themen von LARS & LISA – Lösung – Wissenstest zur 2. Sitzung – Lösung – Gedanke oder Gefühl – Lösung – Wissenstest zur 3. Sitzung – Beispiellösung – Wissenstest zur 4. Sitzung – Beispiellösung – Auf die Perspektive kommt es an! – Beispiellösung – Wissenstest zur 5. Sitzung – Beispiellösung – Wissenstest zur 6. Sitzung – Beispiellösung – Wissenstest zur 7. Sitzung – Beispiellösung – Wissenstest zur 8. Sitzung – Beispiellösung – Wissenstest zur 9. Sitzung – Beispiellösung • Materialien für einzelne Sitzungen: – Regieanweisung – Set some goals (für die 1. Sitzung) – Regieanweisung – Magische Spirale (für die 1. Sitzung) – Regieanweisung – Think Tank (für die 1. Sitzung) – Regieanweisung – Just do it (für die 1. Sitzung) – Regieanweisung – Making contact (für die 1. Sitzung) – Runterzieher-Spiel (für die 4. Sitzung) – Realitätscheck-Detektivspiel (für die 5. Sitzung) – Aufbauer-Spiel (für die 6. Sitzung) – LARS & LISA-Quiz (für die 10. Sitzung) • Präsentation • Tafelbilder und Poster: – Tafelbilder und Verhaltensregel- und Vereinbarungsposter (für die 1. Sitzung) – Tafelbild (für die 2. Sitzung) – Tafelbilder und Anweisungen für die Dieb-Geschichte (für die 3. Sitzung) – Tafelbild (für die 4. Sitzung) – Tafelbild und Runterzieher-Poster (für die 5. Sitzung) – Tafelbild (für die 6. Sitzung) – Tafelbilder (für die 7. Sitzung) – Tafelbild und Poster (Verhaltensweisen und Szenenspiele) (für die 8. Sitzung) – Tafelbild (für die 9. Sitzung) – Tafelbild (für die 10. Sitzung)

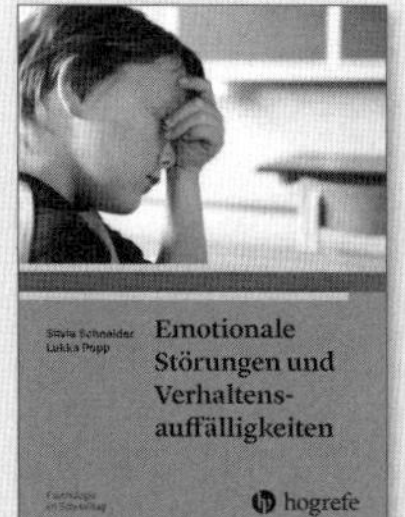

Silvia Schneider / Lukka Popp
Emotionale Störungen und Verhaltensauffälligkeiten

(Reihe: „Psychologie im Schulalltag", Bd. 2). 2019, 133 Seiten, € 22,95 (DE) / € 23,60 (AT) / CHF 29.90
ISBN 978-3-8017-2898-4
Auch als eBook erhältlich

Das Buch liefert Antworten auf dringende Fragen: Braucht das Kind oder der Jugendliche eine Psychotherapie? Kann ich als Lehrerin oder Lehrer etwas falsch/schlimmer machen? Wie läuft eine Psychotherapie ab und wie kann die Schule diesen Prozess unterstützen?

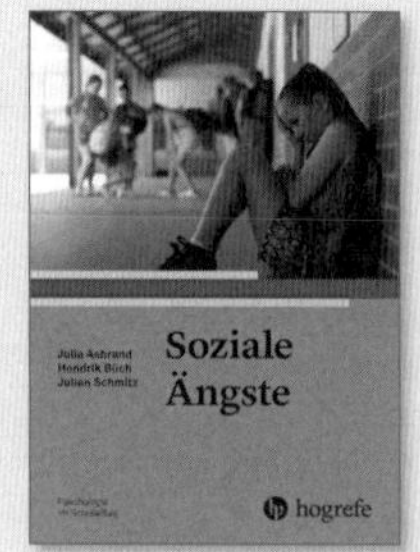

Julia Asbrand / Hendrik Büch / Julian Schmitz
Soziale Ängste

(Reihe: „Psychologie im Schulalltag", Bd. 5). 2021, ca. 130 Seiten, ca. € 22,95 (DE) / € 23,60 (AT) / CHF 32.50
ISBN 978-3-8017-3058-1
Auch als eBook erhältlich

Soziale Ängste gehören zu den häufigsten psychischen Auffälligkeiten im Kindes- und Jugendalter. Das Buch beschreibt, wie sie sich äußern, wie sie entstehen, wodurch sie aufrechterhalten werden und welche Behandlungsmöglichkeiten es gibt. Darüber hinaus liefert es Hilfestellungen, wie Betroffene in der Schule unterstützt und gefördert werden können.

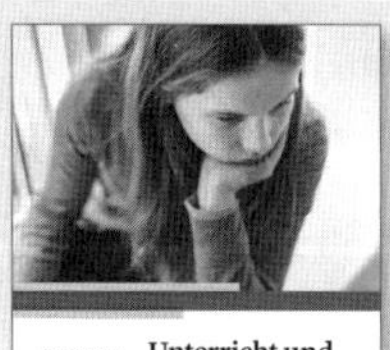

Armin Castello / Gunnar Brodersen
Unterricht und Förderung bei Depressionen
Psychologisches Wissen für Lehrkräfte

2021, 143 Seiten, € 22,95 (DE) / € 23,60 (AT) / CHF 29.90
ISBN 978-3-8017-2980-6
Auch als eBook erhältlich

Dieser kompakte Band vermittelt fundiertes und praxisrelevantes Handlungswissen über Depressionen bei Schülerinnen und Schülern. Hierzu gehören neben dem Grundlagenwissen insbesondere die Vermittlung von Handlungsstrategien für den schulischen Alltag sowie Fördermöglichkeiten bei kognitiven, motivationalen und emotionalen Beeinträchtigungen.

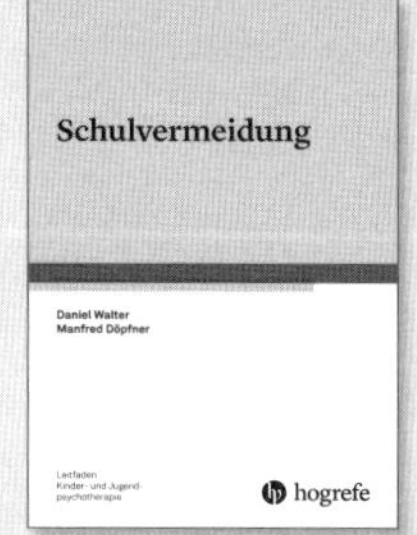

Daniel Walter / Manfred Döpfner
Schulvermeidung

(Reihe: „Leitfaden Kinder- und Jugendpsychotherapie", Bd. 29) 2020, VIII/154 Seiten, € 24,95 (DE) / € 25,70 (AT) / CHF 32.50. (Im Reihenabonnement € 17,95 (DE) /€ 18,50 (AT) / CHF 24.50)
ISBN 978-3-8017-2810-6
Auch als eBook erhältlich

Schulvermeidung bei Kindern und Jugendlichen bedeutet in der Regel eine erhebliche Gefährdung der weiteren Entwicklung. Das Buch fasst den aktuellen Forschungsstand zusammen und beschreibt anhand von Leitlinien das diagnostische und therapeutische Vorgehen bei Schulvermeidung.

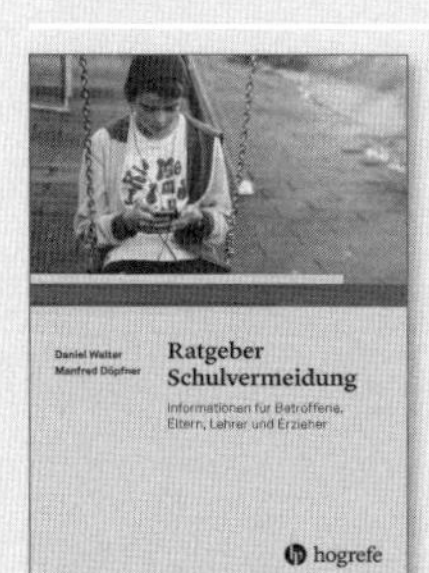

Daniel Walter / Manfred Döpfner
Ratgeber Schulvermeidung
Informationen für Betroffene, Eltern, Lehrkräfte und weitere Bezugspersonen

(Reihe: „Ratgeber Kinder- und Jugendpsychotherapie", Bd. 29). 2021, 52 Seiten, Kleinformat, € 8,95 (DE) / € 9,20 (AT) / CHF 11.90
ISBN 978-3-8017-2811-3
Auch als eBook erhältlich

Der Ratgeber informiert über Symptomatik, Ursachen und Behandlungsmöglichkeiten von Schulvermeidung bei Kindern und Jugendlichen.

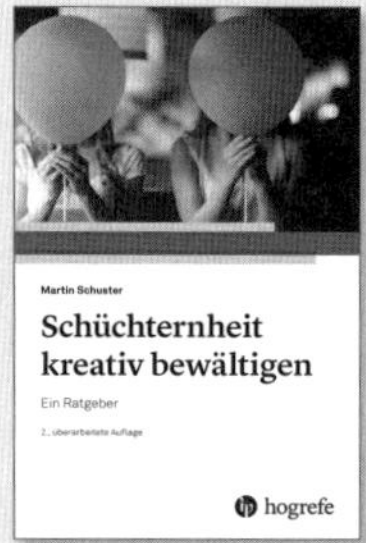

Martin Schuster
Schüchternheit kreativ bewältigen
Ein Ratgeber

2., überarb. Auflage 2020, 165 Seiten, Kleinformat, € 16,95 (DE) / € 17,50 (AT) / CHF 21.90
ISBN 978-3-8017-3011-6
Auch als eBook erhältlich

Der Ratgeber hilft schüchternen Menschen dabei, ihre Hemmungen zu überwinden und ein gesundes Selbstwertgefühl zu entwickeln. Kreativitätsfördernde Übungen werden vorgestellt und zahlreiche Beispiele gegeben.

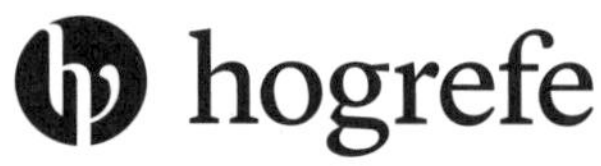